花
千
樹

Winsome Lee

李衍蒨 著

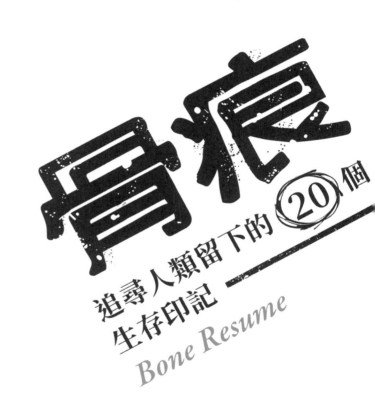

骨痕

追尋人類留下的 20 個
生存印記

Bone Resume

CONTENTS

金繼・骸骨——
不完美，完美

この世界は残酷だ…そして…とても美しい 。

（這個世界真是殘酷，卻又那麼美好。）

《進擊的巨人》

　　《屍骨的餘音》系列裡曾經講述「侘寂」（わびさび）概念的另類美態是一種異常獨特、無法強求的美。用於骸骨身上就最適合不過了！每個人的一生都是獨一無二，所經歷到的都不一樣。世上萬物，隨著時間及歲月的洗刷，總會留有不同類型的痕跡：崩裂的、破裂的、人為的、意外的、損壞的。各式各樣的痕跡在世間萬物上留有不同程度的印記，而我亦相信每一道痕跡都盛載著不同的回憶、情感、記憶及意義。

　　或許，我與「痕跡」有著獨有的連結吧！——樂於透過骸骨痕跡去認識逝者過去的經歷，同時亦對於器物上的痕跡有著另類

的喜愛。在過去 3 年的時間裂痕中，我動手接觸到化痕跡及殘缺為美的金繼藝術。

金繼（金継ぎ）亦稱「金繕」，是一種源自日本 15 世紀的修復藝術。相傳當時一位日本將軍──足利義政──因為打破了心愛的茶碗，決定將它送往中國修復。當時修復的方式只是用銅釘修補作固定，足利義政認為修復後的茶碗不夠美觀，因此希望日本當地的工匠可以尋找一個相對美觀的方式進行修復。最後，工匠為求在修補時不對器物進行二次傷害，選用了天然漆樹的樹液作為黏合及填補缺口的原材料，最後塗上最貴重的修補材料──黃金粉。

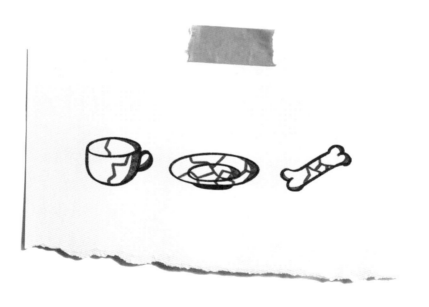

古法以漆樹樹液修補，而等待「漆」自然乾燥是一個多變、難以捉摸且漫長的過程。這種修補瓷器的方法聽起來既矛盾又廢時失事，很多人都不能理解這個舉動，明明器物不是甚麼名物，卻用上金粉去修補，值得嗎？事實上，日本文化中，塗上金粉的裂痕是歲月痕跡的一種紀錄。隨著時間流逝，塗上金粉的裂痕會慢慢變得暗啞，褪色的金粉會呈現另外一種美態，猶如皮革經過歲月洗禮的質感一樣，這些跡象都是一種閱歷的表現！在修補的過程當中，裂痕赤裸裸的被審視。這種審視最初可能是難受的，但在過程中會令修復者充分感受到裂開的情況和缺失的嚴重性，繼而在這個與傷痕的交流過程中與器物溝通，找到理想的應對方法。溝通過程中修復者並不會去想如何逆轉這個裂縫，取而代之的是如何接受並與它共存。

　　隨著裂痕縫合，器物閃閃發亮，綻放非凡的光彩，最後浴火重生。裂痕或許很粗糙、很不吸引，但在金粉的映襯下這些紋路都被放大了數十倍！每絲裂痕都呈現無遺，但你絕不會厭惡它們，反而覺得金粉使器物變得更美、更優雅。骸骨上的傷痕及壓痕或許都是悲痛、難過的紀錄，不過這些生活、壓力、病理痕跡隨著時間均變成了回憶、感情和體會的載體，這些情感及故事成為了塗上金粉的傷痕。金繼並沒有將裂痕掩藏，反而放大了不完美的地方，教人欣賞不完美之美。事實上，世界從來不完美，但不代

表沒有美好的事物及生活。同樣，烙印在骸骨上的種種痕跡，正正讓法醫人類學的專家了解骸骨背後的人生及生活。這些痕跡都是獨一無二的，癒合過後的傷痕不是一道裂縫，而是一份閱歷、一份曾經努力生存及生活的憑證。

缺失也好，破裂也好，金繼都坦然接受，視為人生中的必然，甚至從這些不完美中找到自己的「美」。每次金繼，每次進行骸骨痕跡的分析，對我來說都是為了跟自己溝通而建立的一個空間及渠道，而當中的發現都會觸動到內心的深處，泛起情感的漣漪。金繼，以黃金延續了器物的生命。無可奈何的是，修復過後的器物不再是原來的樣子，甚至有時會出現不能完全修復的情況。不過，學會從當中擁抱不完美，是應世哲學，是生死教育，也是個人修行。

本書會赤裸裸地講述痕跡的故事，讓讀者們直視人生在世的另類足跡。接下來的 20 個故事或問題都是前人身上不完美的印記、烙印，但這些痕跡對於鑑定身份、了解一生都起著重要的作用。它們或許令逝者或患者的生活變得艱辛，但同時也協助他們訓練強大的心智，學會如何與疤痕相處。金繼當中的思想最後會如塗在器物上的金粉一樣發出耀眼光芒。願後面的篇幅及文字，能與大家跨越地域溝通，令你們對骸骨上留有的痕跡有多一些體

會、多一點感受及理解。同時,希望它們化成塗在裂縫上的金粉,令大家感受到人生的絲絲希望及光明。縱使受各種條件所限,仍能接受和勇於面對當下和自身的不完美,綻放和珍惜屬於自己的「醜陋美」。

人生也好,器物也好,缺憾無常。

願,這趟骸骨旅程成為你我的找尋勇氣之旅!

李衍蒨

2023 年 2 月

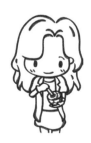

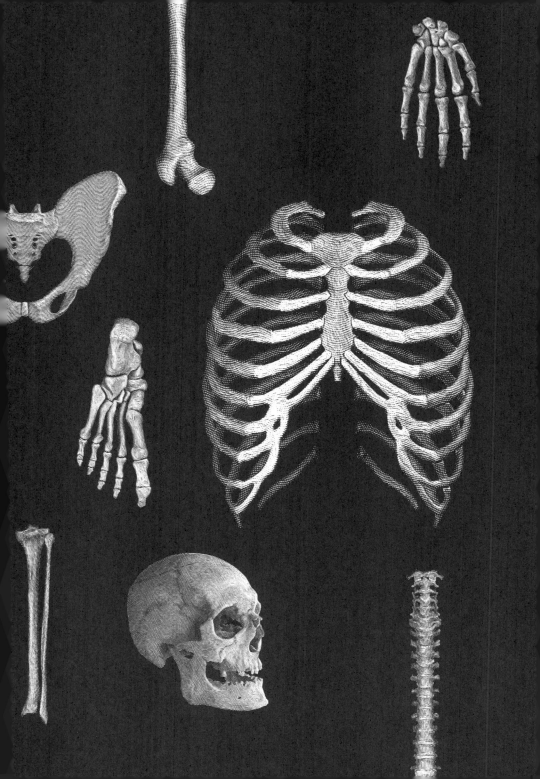

自古以來的 DNA 痕跡

不同的傳說中,總會有一個燈泡時刻!就是在那一秒開始,我們成為了「人類」。這個時刻是明顯的,是肯定的,甚至可以說是突破性的轉振點!但從現今我們了解到的人類起源故事中,卻似乎與傳說中的說法出現矛盾!在歷史的洪流裡,人類的出現並沒有一個確實的轉振點,取而代之的是一個過程——從古人類及我們的祖先一步一步走來的演化過程。而這個以百萬年去計算的過程,在我們身體上留下了很多不同世代、時代所遺留下來的痕跡,可以說是以古鑑今的最好例子。

人類的起源

基因突變(mutation)出現在我們的 DNA 中,並且遍佈整個族群和人口。經過數百萬年後,我們就從祖先的樣子變成現在的樣子。不過很多人都覺得人類與其他動物與別不同,認為人類

擁有複雜的語言系統、溝通方式，又或是覺得人類會創作，有著創造不同的藝術及音樂作品等造詣。甚至，因為這些創造力及想像力令我們對於以前的歷史、未來及我們以外的生物和世界有更多的認知。社交網絡也是令我們覺得人類與眾不同的地方，我們與家人、朋友、社群的連接之深及當中建立的責任感都是情感和義務。人類的確是最不像動物的動物，而有趣的是，我們為以上種種是人類獨特的地方滿心歡喜之際，透過人類學的研究發現這些所謂分別之處，其實都是我們想像出來的。

從研究上得知，幾乎所有我們覺得人類獨特的地方，在動物身上——尤其是在人科（great apes）中——都找到類似的行為，只是其複雜程度比人類的低。以黑猩猩為例，牠們有著不同動作、手勢、口述（verbal）溝通方式，又會懂得製作工具、武器以保衛自己，甚至會因應用途不一而製作不同類型的工具並建立起不同文化。黑猩猩絕對有著自己的個「猩」圈子及社交生活，會哀悼逝者，亦會有葬禮等。達爾文（Darwin）的著作《人類的由來及性選擇》（*The Descent of Man, and Selection in Relation to Sex*）寫道：「幾乎所有智人（*Homo sapiens*）的情緒、知識、語言、工具及社會都在其他動物中找到雛形。」這些不就是我們認為人類與別不同的地方嗎？

人類在追尋自身起源的路上，找到了古人類的資訊。在古人類中，如地猿（*Ardipithecus*）、南猿（*Australopithecus*）、直立人（*Homo erectus*）和尼安德塔人（*Homo neanderthalensis*）等，智人為已知的 20 個人族（hominin species）分支中唯一生存下來的一個。由於與智人相關的古人都滅絕了，造成了一個人類孤立了世界上其他生物的假象，以及我們與世界上其他生物與別不同的錯覺。所以，我們自以為古人是受到突如其來的靈感及啟發而進化為智人是一場天大的誤會！實際上，這分割線比我們想像中來得模糊，而隨著古人類學家及體質人類學家發現那些已經滅絕的人類物種，這條分割線亦顯得更加模糊，這些物種讓我們認知到人及其他動物的相互關係，甚至如何相互影響到今天。而當我們仔細窺探智人身上的一些特徵時，不難發現我們身上都有一些前人傳承下來的痕跡及印記。

古人類：地猿、南猿、巧人、直立人

　　在大約 600 萬年以前，人類就與黑猩猩分道揚鑣，自行按著自己的需要及環境壓力各自進行演化。最先出現的古人類，樣貌與現在的我們很不一樣，甚至與「人」相差甚遠，而在最初的數百萬年中，演化速度的確很慢。

地猿為其一最早的古人類。地猿的腦部容量比現在的黑猩猩小一點，亦沒有任何證據顯示他們有使用過工具。而在 100 萬年後，南猿出現了，他們的腦部容量比地猿的大少許，亦比黑猩猩大，卻小於大猩猩。有趣的是，澳洲解剖學及人類學家 Raymond Dart 於 1925 年提出靈長類一向習慣於樹林中生活，而因為缺水及危險的草原環境導致古人開始探索其他生存的可能，求生意志的驅使下令他們直立行走，繼而在草原找到南猿的蹤影。同時，他們製作的工具比黑猩猩的較為複雜，亦找到他們用尖銳工具去屠宰動物的痕跡。然後，巧人（*Homo habilis*）出現，他們亦被俗稱為 handy man，因為他們對於工具製作有更複雜的認知和更高的要求。他們的牙齒比南猿小，琺瑯質更厚，顎骨依然很厚及堅硬，證明飲食上都是需要大量運用牙齒及口部肌肉。除此之外，更有考古證據印證他們的飲食頗為多元，會屠宰大型動物，除了食用動物的肉，也會吸食骨髓等，這與考古學家找到的工具相對應。自巧人以後，距今約 200 萬年，人類的演化就突然加速，但確實原因依然有待研究。一切就從直立人開始。

直立人之所以有這個名字，就是因為在他們身上找到了演化歷史上重要的第一個變化：以雙足直立的方式生活（bipedalism）。基於其他生存的可能或求生意志的驅使下，使用雙足直立的生活方式令他們可以離開森林，到更遠的草原及叢林裡生活。與巧人

的身高（平均 100 至 135 厘米高）相比，直立人的身高（約 145 至 185 厘米高）與我們現在的更為接近。除此之外，直立人的腦部容量比黑猩猩的大，不過仍只有我們現代人的三分之二。而他們的工具已經進化到以石頭製作斧頭，顯示他們已有一定的技術及計劃等去設計和製作日常的生活工具，對於工具的追求日益提高。和我們一樣，他們的牙齒很細小，飲食習慣亦與我們相類近，多了進食肉類及少進食粗糙糧食。

隨著迅速的演化，古人類衍生了多個不同的分支，而每一種的腦部容量都相當有分量，包括尼安德塔人、丹尼索瓦人等。當然，工具的製作亦愈來愈成熟，不但開始製作矛這類工具，更懂得使用火等。同時，飾物、藝術類亦開始出現。尼安德塔人的腦部發育媲美我們的腦部容量，甚至到滅絕前的腦部容量已經超越晚期智人（即我們）！尼安德塔人的考古證據記錄到的行為與我們的很相似，他們有技術地狩獵不同體形的動物，又會製作多種不同的狩獵工具，亦會以貝殼、動物的牙齒製作飾物，製作洞穴繪畫，為去世的同伴安排葬禮等。有些學者更認為他們曾經以人類稱呼自己，就如我們現在稱呼自己一樣。

尼安德塔人、丹尼索瓦人、智人

　　然而，肯定的是我們的祖先在 5 萬年前，與其他人屬群體曾經共存，並且有雜交的情況，因而晚期智人體內帶有已滅絕近親的基因。2022 年諾貝爾生理學或醫學獎得獎者兼著名演化基因學家 Svante Pääbo 的研究中，發現古人類基因對現代智人的影響。表親尼安德塔人在大約 40 萬年前到 3 萬年前在非洲以外地區發展，並散居於歐洲和西亞地區，但最後被滅絕；而大約 7 萬年前，一群智人從非洲遷移到中東，然後進佔世界其他地方。Pääbo 最終在多個學科的頂尖學者輔助下完成了看似不可能的任務，並在 2010 年發表了第一個尼安德塔人基因組序列，發現尼安德塔人和智人最近的共同祖先生活在大約 80 萬年前。因此，智人和尼安德塔人在歐亞大陸的大部分地區共存了數萬年，這意味著尼安德塔人和智人在歐亞大陸共存期間進行了多次雜交。在具有歐洲或亞洲血統的現代人口中，大約百分之一至四的基因組來自尼安德塔人。另外，2008 年有團隊在西伯利亞南部的丹尼索瓦洞穴中發現了一塊 4 萬年前的手指骨碎片，這塊骨頭含有保存得非常完好的 DNA，Pääbo 的團隊對其進行測序（sequencing），發現了一種以前不為人知的人族，並將之命名為丹尼索瓦人。與來自世界不同地區的當代人口基因序列比較，得出丹尼索瓦人和智人之間也曾雜交；關係首次出現在美拉尼西亞和東南亞其他地區的人口

中，這些地區的人攜帶高達百分之六的丹尼索瓦人 DNA。換句話說，在智人遷出非洲的時候，至少有兩個已滅絕人類族群居住在歐亞大陸。他們曾經出現在同一時空，並且共同生活、撫養後代，繼而一代傳一代，而背後隱藏著一個重點——即使他們的人屬群體不一樣，但大家都互相接納，一視同「人」。

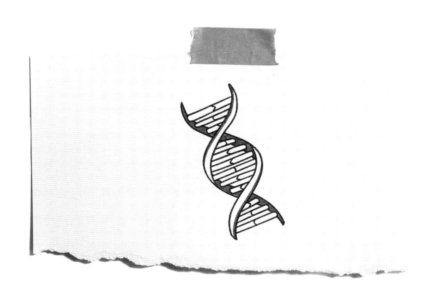

基因裡埋藏的演化痕跡

這些隱藏在基因裡的過去，其實一直都影響著現代智人的身體。2022 年《*PLOS* 基因學》的研究指出，巴布亞人身上擁有的丹尼索瓦人 DNA 影響著他們的免疫細胞及免疫系統。現時東

南亞以及新幾內亞島人口是已知基因組內擁有最高的丹尼索瓦人DNA 比例，達到百分之五至六。研究發現丹尼索瓦人的 DNA 似乎對現代巴布亞人的免疫系統，比尼安德塔人的有更多影響，這表明過去身處亞洲的丹尼索瓦人的免疫系統發生了變化，以適應新環境中的傳染病。當他們在 6 萬年前遷徙至東南亞等島嶼時，這些 DNA 可能幫助人類在這些地區成功紮根。

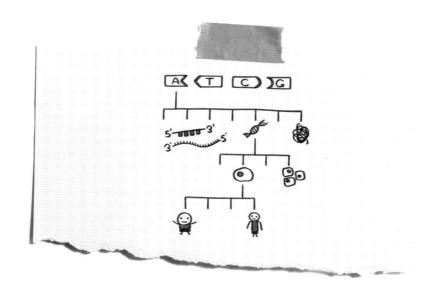

　　即便這些祖先已經離我們很遠，但他們曾經存在過的痕跡，甚至與我們以前的交際都烙印在我們身體最微細的結構裡面，以另一種方式告訴我們的起源或者我們之間的相互交集是一個怎樣

的故事。當然，不宜過分幻想或美化他們過去的生活，說不定他們的滅絕甚至與我們有關，但透過這一切的研究，足以提醒我們和這些祖先其實都是同一類、同一屬。同樣，他們都有自己的方式令他們的一屬生存了一段長時間，亦不見得就像我們一直以來的認知那樣，他們的能力必定比我們弱或有所不及。而作為智人的我們，帶著前人留下來給我們的痕跡及「禮物」，以自己的方式在身體留下了屬於我們的各種獨特生存痕跡。

Bone Resume 2

一步一腳印

從每顆細胞的細胞核，到我們器官的功能、構造等都蘊藏著長長的演化歷史痕跡。這些痕跡，對於我們現在來說是理所當然的事，但它們的出現，其實背後都經歷了無數變遷、改進，才成為現在這個你和我都熟悉且習以為常的版本。在所有文明及語言開始之前，在腦袋的容量慢慢變大以前，甚至在懂得使用火之前，我們的祖先就已開創先河——使用兩腳行走。為了達到這個目的，身體的結構必須作出頗大改動，而到底是甚麼時候及甚麼部位作出了明顯的改變？

人類為甚麼要雙足活動？

人類使用兩隻腳走路的同時，為了達到這個目標，身體的其他部位都會作出相應調整，其中一個就是協助我們支撐身體重量的脊椎。人類與其他動物或四足動物最不同的地方，就是我們的

脊椎拉直了，並且以單一軸心支撐著，移動時分別將重量放到左右腳上，並互相轉移。因此，脊椎骨是最受壓的地方，因而我們的脊柱出現了一個自然的弧度（curvature）以協助卸力。然而，即使肌肉及神經按著活動需要而有所調節，但光以這樣的配合是不足夠的，人類依然有可能出現椎間盤凸出、扁平足的情況。

回到最初的問題，到底為甚麼人類的祖先會從四足動物變成雙足呢？這個問題沒有一個簡易的標準答案，因為不同的說法及理論隨著更多古人類學家的發現而衍生，努力嘗試為我們拼湊出一個最完整的故事。當中比較多人提及的一個可能性，是人類為了令自己能夠走得更遠，並且提高移動的靈活性而演化成雙足。雙足動物能夠走、跑、跳，甚至在必要時爬樹。另外，亦有說法指出因為在草原當中能夠以雙足站立姿態站在草叢中，能夠有視野的優勢。當然，也有另一論點指出能夠雙足站立是因為想讓手空出來協助移動、製作工具、照顧年幼者及手持食物。這些都衍生了另外一個問題：到底是為了達到這些目的才變雙足，還是因為雙足才達到這些目的？

最新的不同研究對於人類甚麼時候開始使用雙足行走有新的推論及想法。倫敦大學學院（University College London）的Alex Piel 研究來自坦桑尼亞的黑猩猩，他推論雙足走路的故事有

另一個可能性。Piel 團隊在坦桑尼亞一共逗留了 15 個月，研究 13 隻黑猩猩。研究指出這些黑猩猩花在地上的時間多過在樹上，與之前相信黑猩猩多半在樹上活動的說法不一樣。而他們更發現當黑猩猩要使用兩隻腳時，就是在樹上尋找食物的時候。另一大學的研究員 Rhianna Drummond-Clarke 指出在空曠木林的黑猩猩會比較多使用雙足的方式移動，因為樹木較為稀疏，有利移動。雙足主義協助黑猩猩去尋找最多的糧食。當然，現代的人類生活方式並不一樣，但這些都可以令我們想像到環境變遷對於我們生活模式的影響。Piel 指出，過往的結論認為要在陸地上生活的緣故而變成雙足，但其實從上述在坦桑尼亞對黑猩猩的觀察和研究顯示，有可能是人類早就會用雙足的方式移動，只是使用頻率不高而已，陸地生活則加速了雙足主義的使用。

調節身體結構以適應雙足主義

廣為大家所認知的南猿 Lucy，是令古人類學家及體質人類學家認為人類為雙足動物起源的其中一個重大發現。Lucy 的同類及祖先在約 400 萬年前慢慢的從樹上轉到地面生活，而破解牠的行路方式與現今我們不一樣的理據之一，就是牠們缺乏一隻腳趾公！

直到接近 180 萬年以前，我們的祖先因為多使用雙足的關係，雙腳演變成為身體軀幹最長的部分，而步行及移動的方式都為長途距離的走動而設。我們的祖先更發展出跑步的方式，透過快速改變中心及使用肩膀、胸和腰維持身體平衡。為了達到這個活動模式，盆骨、下肢等都要重新「塑造」，腳部及腳趾都必須改變形狀以協調所有姿勢的轉換。我們的祖先或是早期古人類的盆骨都是長而窄的，完全垂直的股骨導致盆骨的闊度及膝蓋的闊度非常相近，大腿和小腿骨幾乎連成一直線。腳掌方面，腳骨因為完全沒有弧度而導致有扁平足的情況。細長的腳趾骨則可以在攀樹時抓著樹枝；而因為腳趾公比較細長，會疊著其他腳趾。

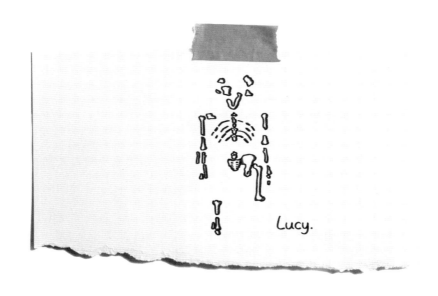

Lucy.

現今人類的盆骨是短而闊的，腳的比例亦因演化而比手還要長，股骨不是完全筆直，而當中接近膝蓋的那個位置會向內斜，造成盆骨較闊且膝蓋可以互相觸碰的情況。這也導致股骨及脛骨以一個固有角度的方式連接在一起，形成下肢。與早期人類不同之處是我們的膝蓋可以蹬直，導致腳可完全伸直。而腳掌的骨頭已經演變成有弧度，導致我們腳部出現足弓。腳趾的骨頭亦比較短及直，腳趾公與其他腳趾長度變得更接近並有一致排位。

從腳趾和足弓看演化進程

美國馬凱特大學（Marquette University）的教授 Peter Fernández 與團隊以 3D 掃描的方式嘗試透過化石、大猩猩及猴子的腳趾公合併出人類祖先的模型，並且與人類的腳趾公模型做結構上的比較，團隊發現腳趾公的演化比其他腳骨來得遲，當中牽涉到多個原因——可能是因為最難演化，或是最有用的部位，又或是最沒有用處。腳趾公佔全部五隻腳趾總重量的百分之四十，當我們在走路或跑步時，它是整隻腳最後一個離開地面的部分，而其次重要的是我們的第二隻腳趾。在研究中，南猿的第二隻腳趾與其他古早人類的相比之下，均與我們的一模一樣，而第三隻及第四隻腳趾則在 390 萬年到 290 萬年前之間演化，唯獨是尾趾沒有太大變化，因此有古人類學家等學者推論尾趾在雙足

步行的演變當中扮演相對微小的角色。除此之外，因為走路需要避震等原因，腳掌底部近腳趾公的位置會出現足弓，導致腳趾公難以在爬樹時抓緊樹木等。將所有腳趾、軟組織、結締組織、筋腱、肌肉等全部重新排列後，就構成了縱弓（longitudinal arch）。縱弓亦分為內側縱弓（medial longitudinal arch）與外側縱弓（lateral longitudinal arch）。內側縱弓位於足底的內側緣，由跟骨、距骨、舟狀骨、楔狀骨，以及第一到三節蹠骨所構成。站立時，第一到第三節蹠骨與跟骨作為支點，並需要其他肌肉如足底的短肌、脛後肌協助及維持足弓曲度。內側縱弓的彈性是所有足弓（包括縱弓、橫弓）中最好的，適合作為跳躍的緩衝及避震之用。而外側縱弓位於足底外側邊，主要由跟骨、第四到第五節蹠骨構成，與內側縱弓一樣，需要其他軟組織等配合支撐，此足弓的曲度較小，經常被忽視，但在維持直立姿勢及支撐負重上擔當著重要任務！甚少提及的絕對是橫弓（transverse arch），主要是在走路時協助推蹬足部。透過不同足弓可以分散腳踝關節承受及支撐的重力，令我們站立時可以「腳踏實地」，同時可以緩衝身體重力與地板之間的反作用力，令足底的血管及神經不受壓迫。所以如果足弓過高或過低，對於步行姿勢、平衡能力等都有影響，甚至會對膝蓋造成傷害。遠古祖先由於不斷承受著走路而帶來的衝擊及反作用力，導致足弓的結構逐漸演化，以方便日後的生活。不過，演化當中有趣地保留了其多元性，因此現今有部

分人依然深受扁平足的影響（像我自己，就是一邊高弓足一邊輕微扁平足的有趣混合體啦）！

演化中的「退化」

雙足主義除了改變了我們祖先的居住環境、飲食習慣之外，因為身體的結構改變，連同生育、照顧小孩的方式都有所不同。正正因為這些活動方式的改變催化了身體結構上的演化，而導致人和動物不同。隨著人類演化，我們的身高都出現了變化，腿部也因為要走路、散熱、幫助移動等而成為人體比例最大的部分。當我們長得愈來愈高的同時，200 萬年過後人的骨架亦愈來愈細長，這都是因為我們逐漸依賴工具、武器等外力協助生活。此外，人類從以往好動的一群，變成現時久坐（sedentary）的生活模式，以鍵盤、軚盤來「覓食」，骨質密度與古人類相比亦大大下降，相信這個趨勢會持續。

同時，人類的肌肉量與猩猩們比起來大大減少，尤其是上半身，學者們推論這個趨勢也如我們的骨質情況一樣，會持續下降。我們的祖先會親自用工具，以勞力去除草、耕作等，而現今的工作則著重使用腦袋，肌肉反而是其次，以機械來取代很多體力勞

動的工作。隨著肌力的需求遞減，肌肉也會隨之而收縮。這種變化並不只是出現在軀幹上，連同我們的顎骨都一併受到影響。身為後期智人的我們，我們的顎骨及牙齒變得愈來愈小，由於早期人類的糧食以植物為主，牙齒及顎骨都因為需要咀嚼協助消化粗糙的纖維，繼而鍛煉了顎骨肌肉及刺激顎骨生長。我們隨著糧食的轉變，開始生火煮食，並轉以肉類為糧食，牙齒及顎骨的鍛煉就變少了；加上加工及處理過的食物愈來愈普遍，如炸雞件、雪糕等，我們需要運用口部肌肉及牙齒的頻率亦愈來愈低，當食物變得精緻，咀嚼食物的次數隨之下降，相信未來對於下顎訓練的次數及機率會持續減少，牙齒不整齊的比率亦因此會愈來愈高。

俗語說：養生不如養腳，而在演化的角度來看，這句話也不是沒有道理。在我們考慮人的演化過程當中，發現大腦開始演變之前，適合長途跋涉、跑步和步行的一雙腿已經一早誕生了！這雙腿的演化為我們的文明打開了一扇門，令人類可以到其他地方生活，帶著好奇心探索世界，研究新的工具，令我們不用只依賴演化來適應生活；另一邊廂亦帶給我們不同的問題、奇怪的演化故事及效果，甚至因此而導致當代的我們經歷著腰痠背痛、四周尋找鞋墊的噩夢。而這些奇特的特徵與祖先的印記，到現在依然烙印在我們的身體內，提醒著我們人類是如何一步一步的走過來。

人類的痕跡器官

演化的過程中，並不是說保留下來的就是比較優秀的特徵，有可能只是因為那些特徵在該個時空下有利於適應新環境，令物種有較大機會留下更多子孫而已。這個大原則下，構成了天擇的概念，從而一點一點的打造我們的身體。在打造我們身體的同時，天擇捨棄了一些原有的因素，演化出嶄新而有利我們生存的另類條件。以雙足為例，正是因為天擇而達到了這個目的，而這個選擇帶來的就是對於整個身體一連串的影響。

雙足行走導致的人體脆弱點

用雙足活動的需求，對腳部造成很大的壓力（詳閱〈Bone Resume 2：一步一腳印〉），它們亦需要承受著整個身體的重量。生產小孩亦因為變成雙足後變得困難，因為盆骨未能張開得太闊。如變得太闊，會導致直立時無法支撐身體。為了可以直立及雙足

行走，最後身體選擇讓所有母親生產小孩時，頭部「稍微」有點困難的穿過盆骨的生產道（birth canal）。雙足亦導致我們的頸椎成為了一個脆弱點。因為姿勢的要求，導致非常重的頭部只能靠頸椎及周遭的肌肉支撐著。直立及雙足活動，令身體器官及其他內臟要抵抗地心吸力，這不但改變了器官和內臟重力的方向，亦影響血液循環等，令身體各個機能較容易出現問題。即使是臉部，也有雙足站立行走造成的後果，上顎竇（maxillary sinus）的通道竟然是反地心吸力的向著鼻腔，因此當出現感染而導致分泌物增加時，很容易會造成鼻塞。但如果是四足生物的話，這個顎竇其實是指向前方，絕對不會出現這個反地心吸力的情況。

智慧齒會隨著演化而消失？

我們的智慧齒（wisdom teeth or third molar）也是因為進化及飲食習慣改變的關係而身處於演化壓力（evolutionary pressure）的洪流當中。智慧齒的出現可以令人很懊惱，甚至會帶來劇痛。如果智慧齒能如平常的牙齒般生長，那當然是最理想的景象，但事實上它可以無定向和「選擇性」地在我們大約 29 歲或以前漸漸出現在口腔內。雖然智慧齒橫生或生長空間不足導致牙痛等問題是一個很普遍的現象，但世界上有些地區的族群原來不太受這個問題影響。根據體質人類學家的統計，一個在中國出

土的 30 萬年至 40 萬年前的化石的確缺乏了第三臼齒，為最早有關智慧齒這個「變異」出現在亞洲的證據。自此，顎骨就開始出現變小的情況，到最後連可以容納第三臼齒的位置都沒有了。因此要長智慧齒的時候，就會經歷牙齒擁擠、疼痛，甚至受感染的情況。對於這個轉變，體質人類學家 Alan Mann 覺得這個變異與祖先能否存活下來並繁殖後代有密切關係，認為在一個會煮熟食物的文化裡，缺乏第三隻臼齒會成為天擇的結果及往後演化的條件。而根據現今的統計，大概有百分之四十的亞洲人士，以及百分之四十五的阿拉斯加原住民都缺乏智慧齒。但歐裔只有百分之十至二十五缺乏智慧齒，而非裔則有百分之十一。

　　的確，智慧齒在過去有很重要的用途，可以幫助將粗糙、大件的食物慢慢消化，不過隨著我們轉向煮食、把食材切小顆等料理方式，看來就已經取代了智慧齒的其中一個重要用途。美國普林斯頓大學（Princeton University）的研究員 Alan Mann 曾表示，在大約 80 萬年到 20 萬年前，早期人類的腦袋開始快速增大容量，變成原本的 3 倍之大。因此，頭顱的容量和形狀都作出改變，連同口部、牙齒的位置一起轉變，而因為「土地問題」，導致第三臼齒都沒有位置了。到目前為止，我們的後代都依然擁有智慧齒，但很多科學家與齒科教授 Dr. William McCormick 都深信在不久的將來，人類就不會再有智慧齒的煩惱了。

多餘的「痕跡器官」

除了這些奇特、怪異的演化結果之外，錯綜複雜的人類演化過程中保留了一些器官，這些器官對維持日常人體基本功能沒有特別用途，甚至被認為是多餘的，被稱為「痕跡器官」（vestigial organ）。它們在演化之前可能有著應有的作用，但隨著天擇的原則就失去了原有的用途。最容易聯想到的是在我們大腸的闌尾（appendix）。在 2017 年，美國的中西大學（Midwestern University）研究過去 1,100 萬年以來哺乳類動物體內闌尾出現及消失的變化。在這麼長的一段時間中，研究員發現闌尾演化了 29 次，又消失了 12 次，證明闌尾的出現比消失有著更高的價值，雖則我們到現在依然不清楚其作用。曾經有一論說稱闌尾有「輔助」草食動物消化的作用，能夠處理過多的纖維素，但由於我們趨向多樣化飲食，這「輔助」已變得不再重要，研究亦相信闌尾能向腸道提供免疫細胞以保持腸內細菌平衡。後續更有研究推斷說闌尾可能是柏金遜症（Parkinson's disease）的始作俑者，因為這 5 至 10 公分的小管子能夠容納大量誘發柏金遜症的有毒蛋白質。不過，這個假設仍然有待各領域的專家研究才能下結論。

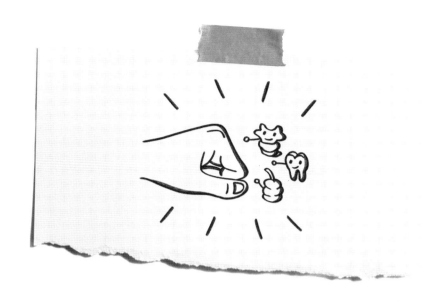

　　除此之外，很多已經沒有作用的身體部分都是由於我們的生活習慣與古時不一樣。小時候，我們常聽到有關以前人類長有尾巴的說法，因為演化的關係我們「掉」了尾巴，變成了我們現在的尾骨（coccyx）。在胎兒 5 至 8 週大時會長出尾巴，但出生前又會消失，只留下尾骨。參考人類的近親們，都可以看到尾巴的用途：在樹上輕鬆移動，並且能保持平衡；但當我們成為雙足主義的動物後，這結構就失去效用了。除了因為不需要爬樹而消失了的尾巴之外，我們手臂上還有一條原本用來協助爬樹的肌肉，這是從手腕伸延到手肘的肌肉（palmaris longus muscle）。將手臂攤開，掌心向上，拇指與其他手指用力握緊拳頭，就會看到

一條穿過前臂的細而直的凸起線。有些人無論如何用力擠，這條線都不會出現，這是因為在演化過程中你已經失去了這條肌肉。作為動物的我們，可以是捕獵者，同時也是獵物，在叢林中視線被擋著的時候，需要依賴聽覺去協助我們辨識距離及危險，因此我們的耳朵內有肌肉，但由於現在的我們沒有這個需要，肌肉就依然保留在耳朵裡卻沒有用途。相類似的肌肉是位於下腹部中前方的金字塔肌（pyramidalis muscle），在遠古時期古人類以四肢行走時，這組肌肉可以幫助腹部肌肉移動及旋轉。

生活模式改變影響條件反射動作

除了是自願性的肌肉運用之外，條件反射的部分動作也有受到演化的推進而出現變化。抓取反射（palmar grasp reflex）是一種靈長目均有的反射行為及求生本能反應，手會握成拳頭的同時，腳也彎曲。若要在此時於嬰兒手中取走他們緊抓著的物件，他們反而會握得更牢固。胎兒在腹中 16 週時已經開始出現這本能，胎兒會開始抓住自己的臍帶。有研究指出在嬰兒出生之後，透過這抓取反射的反應，可以抓住一個與他自己一樣重量的物件約 10 秒之久；另有一研究在猴子身上進行過，發現猴子的嬰兒也有同樣的條件反射動作，只憑單手就能維持 30 分鐘之久。研究指

出，這本能是為了令猴子能夠本能地抓住媽媽的毛髮。由於人類已經改變了生活的模式，因而不需要強而有力的抓取能力。人類嬰兒在出生後大約 3 個月就不再展現這強而有力的抓取本能，到 1 歲時甚至完全消失。

人類這個物種的生活方式及環境的改變都協助我們的身體慢慢作出調整。除了沒有用的部分會慢慢消失之外，已經消失的部分也有機會重回到我們的身體裡！英國倫敦帝國學院（Imperial College London）最近的研究發現，一塊藏在我們膝蓋關節後面的小骨頭因為進化的關係而消失，卻有著回歸的趨勢！

演化中消失了又復現的豆骨

這顆小骨塊名為豆骨（fabella），拉丁文義解作「小豆」。它是我們身體裡面一種名為籽骨（sesamoid）的骨塊。人體內的籽骨出現在不同關節，收藏在不同的肌腱及肌肉中，協助肌肉力量的傳送。人體內最大的那塊籽骨俗稱「菠蘿蓋」，亦即是膝蓋裡的髕骨（patella）。除此之外，手掌手指公和腳掌腳趾公的位置亦有兩塊籽骨，分別是第一掌骨（first metacarpal bone）和第一蹠骨（first metatarsal bone）。

上述的英國研究認為某些人的膝關節炎有可能與豆骨有關係。倫敦帝國學院的 Dr. Michael Berthaume 參考過去 150 年來自 27 個國家的醫學文獻，發現在 1918 到 2018 年期間，現在找到豆骨的次數是研究初期的 3 倍——亦即與研究覆蓋期以前找到的機率相同。在 1918 年，豆骨在世界人口出現的機率是百分之十一，而到 2018 年是百分之三十九。研究亦表示豆骨的出現有可能與性別及某些地區的族群有關。

沒有人知道豆骨的確實用途，它可能像其他籽骨一樣用以協助減低肌腱裡的摩擦力，又或是像膝蓋的髕骨一樣協助提升肌肉的力量，亦可以是沒有任何用途。在猴科（亦稱 Old World monkeys，中譯舊世界猴）中，豆骨有著膝蓋髕骨的用途。但當猩猩及人類祖先進化時，就消失了。研究中表示，有理由相信因為現在的營養較好，而令到人比較高及重，小腿脛骨比較長，肌肉亦比較大，因而需要這個「緩衝小幫手」。的確，籽骨是會按著活動及周邊的壓力而生長，因此推斷營養較好而令豆骨再次出現亦相對合理。

有豆骨的人，按照研究顯示患有膝關節炎的機率高出 2 倍，卻暫時沒有任何證據表示豆骨是膝關節炎的「罪魁禍首」！研究

中亦有指出，進行過膝關節置換手術的人可以因為豆骨的出現而導致手術後出現關節痛及不適。

　　話雖如此，值得注意的是這個倫敦帝國學院的研究使用到上百年的數據，中間發現豆骨的機率減低，不排除是受到醫療影像的畫質所影響，又或是診斷的人沒有留心。因此，豆骨是否真的「重新出現」，抑或只是我們一直忽略了它們的存在，暫時尚沒有定案。不過，豆骨的出現對醫生診治病人的膝蓋痛很有幫助，甚至對了解我們人類過去一世紀的進化過程也很有用處。

　　不完美在大自然有著重要的地位，它代表著在時間、需求、生存等多個方面周旋過後得出一個各方都認為可以妥協的結果。也就是說，這是關於一個有益處的特質，找到了一個容身之所並且得以傳承下去。但，代價就是物主要負上所有相關的令人懊惱的副作用或是伴隨而來的不便。同時，這些對於我們來說非常不完美的「特色」，亦造就了不停改進、演化的契機，成為了人類最獨特的特色！

你有壓力，我都有壓力

　　週末一班朋友聊起往事，提及以前一位中學老師擁有一把長長的秀髮，她每天洗頭時都要低著頭、彎著腰，把所有頭髮撥往前面。這個動作當然不是一兩天的事，而是幾乎每天都重複做著，並維持了一段長時間。誰料意外就在某一天發生了！當天這位老師如常地彎腰洗頭，卻在洗完頭準備站起來之際，突然聽到腰部「啪」的一聲！接下來，老師就腰痛得不能站起來。她立即到醫院求診，醫生為她照 X 光後發現她的椎間盤凸出及脊椎橫突（transverse process）出現裂痕。接下來的康復過程極度漫長及辛苦，但最令她不解的是：為甚麼幾乎每天都做的簡單動作，會導致身體出現這個情況？原以為只是日常生活的一個小習慣，但原來最容易令身體受傷的，往往就是由日常生活的小動作而引起。這些看上去普通不過的動作，卻因為我們的肌肉不夠強壯，從而增加骨頭受傷的風險，亦是我們日常的家居小意外的元兇。都市人生活忙碌，大多數人最多也是一個星期做一次運動，平時工作時的姿勢亦對身體造成不同類型的壓力。

從骨頭推斷日常生活

　　到底我們祖先的生活是怎樣的？古人類的身體結構或可告訴我們一二！在離開非洲以前，他們都生活在炎熱及乾燥的地區，非常接近赤道的情況下，日照時間長，太陽亦比較猛烈。古人類轉變為雙足動物的大前提，就是能夠確保生存的可能。在轉為雙足動物後，祖先的身體只有百分之七暴露在太陽下（只是原本的三分之一），被照射的表面積大大減少。除此之外，為了要協助散熱，人的身體演化出 4 個有趣的特質，包括：

• 鼻子置於體外，以協助平衡吸入的空氣溫度及濕度；

• 體毛減少以協助排汗；

• 身軀（軀幹及上半身）拉長；

• 能夠調節腦部的溫度。

　　這些演化而來的特質，對於祖先的生活有著很大的幫助。而直立人身上更出現明顯與雙足活動有關的骨頭及肌腱變化，包括拉長的阿基里斯腱、足弓的出現等，這都是協助直立人跑得更

遠的重要證據。所以有理由相信，直立人的生活涉及跑步。這個結論在古人類學中仍備受爭議，但從以上的研究和推論可見，透過分析及觀察不同骨頭，能夠令我們了解相關的生活模式。

　　骨頭能夠訴說不同人的獨立故事，同時亦編織著我們這一世代與骨頭的關係，當中牽涉到不同的歷史因素，我們必須從多個角度去理解骨頭背後的故事。即使死後數百年，只要骨頭存放在適當的環境，它們都可以完好地保存下來，我們亦可透過骨頭上的特徵去做分析。按照沃爾夫定律（Wolff's law），肌肉及骨頭的發達程度會受外來力所影響，骨會適應所在部位需承受的負載重量，如果適當地增加負載量，骨骼也會慢慢變強壯來承受重量。這定律不只適用於骨頭，亦適用於肌肉，因此可用來推斷骸骨主人的慣性活動甚至職業。這些都可以協助考古學家重組幾千年前古人的生活習慣，亦是現今法醫人類學家鑑定身份的好工具，因此各種形式的重力訓練不但能強健體魄，還能令骨頭記錄我們的日常活動，編寫我們的人生故事。如果我們沒有留意日常的生活習慣，以及加強鍛煉受壓力的骨頭和周遭的肌肉，日積月累的壓力總會到達臨界點，造成骨折或是相關的骨傷。在推斷任何關於生前活動甚至工作的痕跡時，必須留意骨頭的構成、韌度等都是受很多因素影響，尤其是男和女的差別。雖然人類從最初作為狩

獵採集者（hunter-gatherer）的生活模式轉變為比較靜態及以農業為主的生活模式，但他們的骨頭原來都一樣！從前的脛骨（發現於中歐，介乎公元前 5200 年到公元 100 年）因為經常跑步而受到肌肉的影響，從比較彎曲及粗壯演變到現今較直及相對地沒有那麼粗壯的形態，原因是我們耕作的時候不需要那麼多運動。因為狩獵需要經常跑步，因而令肌肉發達，導致脛骨比較彎及粗壯；後來的農耕生活減少了四周跑動，脛骨因而變得較直及相對地沒有那麼粗壯。然而這個分別多發現在男性身上，女性的脛骨並沒有顯著的演變。

對比男和女、古和今的骨頭強度

有些研究認為這是由於史前女性多從事家居工作，因而沒有男性那麼強壯。不過劍橋大學一名人類學家的研究對這個假設提出異議，他的研究指出，我們一直都簡化了史前女性的工作量——多半屬於靜態活動或是做得比男性少。這名人類學家的團隊利用 3D 激光影像科技（3D laser imaging system）去記錄共 89 塊脛骨及 78 塊上臂骨，這些標本分別來自中歐的新石器時代（Neolithic，公元前 5300 年至 4600 年）、銅器時代（Bronze Age，公元前 3200 年至 1450 年）、鐵器時代（Iron Age，公

元前 850 年至公元 100 年）及中世紀（公元 800 年至 850 年）。
同一時間，他們亦邀請了來自劍橋大學有運動背景的女學生，包
括跑手、足球員、划艇手，以及一般女學生（即沒有運動背景）
參與研究，以 CT Scan（computed tomography scan，中譯電
腦斷層掃描）獲取她們手部及腳部的 X 光檢測結果。

分析下來，如同以前學者的研究結果一樣，脛骨都是沒有太
大轉變。但是當分析手臂骨的變化時，則有一個新的模式出現：
來自新石器時代、銅器時代及鐵器時代的史前標本都有著比現今
女性手臂多百分之五至十的骨頭強度。相比之下，史前時期的女
性手臂與現今划艇手的手臂比較相近。這表明了當時的女性需要
使用與划艇手同樣的力量去挖溝渠、搬動耕作需要的籃子和工具，
以及磨穀物等。由此可以見證，史前女性也需要做勞力需求大的
工作，尤其對上半身的能量需求比較大；相反，男性的工作則集
中運用下半身，尤其是雙腳。

當然，骨頭可以按照生物化學來定義，把骨頭從過去數百年
甚至千年的演變以統計學的數字呈現，但這樣其實也無法完全了
解骨頭背後經歷的一切，甚至未能清楚明白骨頭到底能告訴我們
甚麼事。骨頭的「說話能力」，視乎由誰去觀察，不同的人有可

能分析到不同的故事，並不是單純由數字轉化出來的研究結果。骨頭在我們文化中的角色，就如同它在我們體內一樣——很寧靜，我們很少會去直接談及它，但它會默默地記錄著我們的日常生活。同時，骨頭在不同文化有不同的象徵意義。我們人類一直都有用骨頭製作樂器、珠寶、收藏品、宗教信物等，它在人類文明中，並不只是科學研究的一部分，亦不只是生物學的一部分，更是文化、歷史及社會的一部分。

從病理學看社會結構改變

　　同樣地，除了受壓力影響，人類的生活亦會因為與環境相互影響而衍生疾病或是導致較容易染上某些病。病理學（pathology）是一門專門研究生理學的「意外事件」的專業。這些「意外事件」一般都與疾病及創傷有關，但也有一些額外的「人為」例子，例如：穿戴馬甲會影響骨頭，紮腳令到腳掌變形不能走路，長頸族女士因為頸圈過重令鎖骨嚴重受壓等，這些人為造成的壓力在骨頭上留下了痕跡和變化，統統都是病理學的研究範疇（可參閱《屍骨的餘音》系列）。病理學在這個層面上，會藉著研究「理想」和「現實」中的骸骨，從兩者的差別中解讀更多骨頭的病理和變化等。

要明白現在我們經歷的一切，就必須從過去入手。在過去 250 萬年的歷史當中，社會結構、生活方式等都經歷了不少改變。當我們的祖先開始發展農業時，這個生活模式既創新又富有改革性。隨著農業的出現，食物供應變得穩定，飲食營養得到改善導致生育率上升，人口增長令社會結構變得愈來愈複雜。新科技出現，生活模式亦不斷改變。不過糧食供應改變同時也帶來了負面後果，例如人口上升令糧食供應不足，導致部分人營養不良、人口過於稠密、居住環境擠迫等，環境上的改變間接及直接地影響了健康，亦因為動物與人增加了接觸而引發了一些前所未有的傳染病。這些問題其實正在影響世界上過半的人口，當中對女性及小孩的影響最為深遠，最後會影響到人口的存活率。透過分析及理解前人如何適應或是經歷如此重大的社會結構改變，可以令我們從歷史中窺探未來並做好準備，骸骨是我們最好的學習夥伴。

現代病理學的研究理論和方法能應用在古代生物的疾病研究，同時亦關注疾病的發生、演變，以及人類社會發展的相關研究。從骸骨可診斷出與骨頭有關的慢性疾病：關節炎、麻瘋、癌症、牙周病、骨折、先天性疾病、飲食缺乏疾病、生前的壓力及活動習慣造成的骨頭變化及創傷等。古病理學主要分兩大類：先天性（congenital condition）及後天的（acquired condition）。先天性，顧名思義是

指一些遺傳性或一出生就有的疾病，而後天是指壓力痕跡 （stress/activity marker）、生前創傷（antemortem trauma）、病變（pathological condition）等。以下的主角屬於後天的壓力痕跡——我們經常聽到的腳趾公外翻（hallux valgus）。

貪靚造成的後天壓力痕跡

　　腳趾公外翻（拇趾外翻），「我細細個就聽過呢個名」，但要不是因為我的專業，我也不會深入了解多一點。早在上世紀50年代，香港已有醫生探討腳趾公外翻的問題。他們發現居於水上的蜑家人沒有這個問題，推斷是因為他們工作時都不用穿鞋子。同樣，日本在上世紀70年代時，此類案例亦屬罕見，研究員推斷跟穿木屐有關係。直到後來，高跟鞋引入，同時亦令腳趾公外翻個案上升，因此推論出腳趾公外翻跟後天因素有關。後來亦有研究指出，約有6成腳趾公外翻個案涉及遺傳因素，而餘下的4成則是跟後天的穿鞋習慣及軟組織引起的疾病有關，而穿鞋習慣可以看成跟尖頭及高跟鞋有關聯。研究更指出，8成以上的受困擾人士都是女性。穿了高跟鞋後，腳跟會升高，第一蹠骨因為穿鞋不當而長期承受壓力，令趾骨與蹠骨的傾斜角度大於15度，因而造成腳趾公外翻這個現象，因此它可以被簡單視為前足變形的症狀，

而所承受的壓力將會轉嫁至第二蹠骨，如此類推。情況嚴重的話，整個前腳掌會變形，腳背會因高跟鞋的壓力而長骨刺。

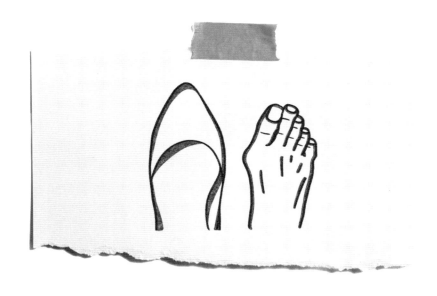

　　腐化後留下的骸骨是每個人曾經生存在世界上的象徵，它滿載著生前的故事及離世後所經歷的事件，成為了亡者世界與陽間的連接橋樑。亡者的經歷都嵌在人骨學裡。換句話說，我們並不只是光從演變層面、生物力學、生物學去了解骨頭，而是要了解到底這些留下來的骸骨如何跟在世的人有所交集。緊記，人的骨頭跟歷史、環境適應力、進化理論、社會身份認同、病理學等有著密切的關係。在芸芸的標本中，只有骨頭能保存得比較久，可

惜的是，有時候亦因環境條件所限，令骨頭的「講故」能力被削弱，但它們都在盡力為後人講述它們知道的故事。

媽媽的無聲損傷

　　網上流傳，居住在南非納米比亞（Namibia）的辛巴族（Himba tribe），出生日期並不是以嬰孩出生當天為準，亦不是從母親受孕那天開始計算，而是婦女開始在腦海中浮現建構小孩的想法的那天起。

關於愛的「小孩之歌」

　　傳說當一名婦女決定要生小孩時，她會走到森林找一棵樹坐下來，並且開始等待關於她孩子的歌曲。直至聽到屬於她孩子的「小孩之歌」，她才會回到生活的族群，教授這首歌給嬰兒的未來父親，然後才準備受孕。據說他們會一同唱著這首歌，以邀請這個孩子的到來。

　　這個說法並沒有實質的研究證實或考察根據，甚至被指是過分浪漫地刻畫了這個族群的生活及文化等。雖然從人類學角度看

來這是危險的，但撇除人類學的角度來看待這個傳說，它其實是一個很美、很絢麗、關於愛的故事。

華人也有一個類近的說法，我們不是常說兒子是母親的前世情人，女兒就是父親的前世情人嗎？說的正是上一世的情緣造就了今世的緣分，即使身份轉換了，還是因為不同的業力而在後世繼續學習彼此之間未完成的課題。而一切一切，就是從母親忍著陣痛，全靠著愛將生命帶到現實及今生而展開。

不過，強忍生產時的陣痛真的只靠著這份愛嗎？

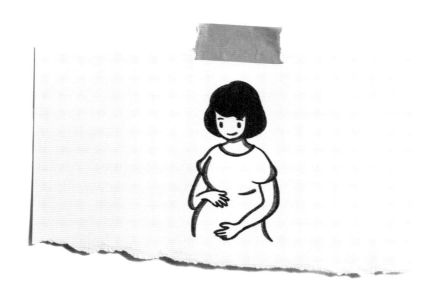

如果從一個人的體質變化及痕跡來看，是一輩子的包容及忍耐才對！

成為母親要承受多少的痛？

　　當男女孩踏入青春期，其中一個會反映性徵的地方就是盆骨。因此，法醫人類學或體質人類學用來推斷性別的可靠部位非盆骨莫屬。從盆骨反映的性徵來看，女性的盆骨會變得比較寬、闊及圓，特別是中間的生產道會變成接近一個人類嬰兒的頭部這麼寬，以配合往後自然分娩的可能。在懷孕期間，媽媽體內的荷爾蒙亦會有所改變，尤其是「鬆弛素」（relaxin）及「黃體素」（progesterone）會令孕婦的韌帶鬆弛，以確保胎兒有足夠的生長空間，但有時候也因此而令媽媽感受到韌帶拉扯之感。韌帶拉扯及連接的位置就是盆骨所在之處。除此之外，如果是在懷孕前盆骨曾經受過撞擊或有舊患，懷孕時同樣有可能因為胎兒的壓迫而有疼痛之感。而特別多媽媽經歷過的可以說是恥骨之痛了。一般來說，兩塊恥骨中間以韌帶連接，而之間的距離只有 2 至 3 毫米，在荷爾蒙影響下，會增加到 4 至 5 毫米，如果超過 9 毫米的話就會出現「恥骨聯合分離」（pubic symphysis diastasis）。因為骨盆鬆弛而引致韌帶拉扯，為孕婦帶來嚴重的疼痛感。「恥骨聯合分離」雖然並不常見，但亦

不是罕見的情況，有期刊報告指出每 300 位自然分娩的孕婦就會有 1 位出現這個症狀。患有這個症狀的媽媽們需要透過物理治療、按摩及休養等方式來紓緩症狀。

不論是懷孕中還是已經生產過的媽媽，經歷過最有感的身體變化非腰痠背痛莫屬。在懷孕後期的孕婦，腰痠背痛可以說是家常便飯——無論是過來人的經驗之談還是學術研究都證實了這一切。其中一個原因是子宮隨著胎兒成長而擴大，而子宮的重量成為了地心吸力的中心點，同時胎兒的成長導致腹腔肌肉的力量變弱，這些都會令孕婦改變站立和走路的姿勢及重心。除此之外，胎兒的重量亦導致肌肉及關節的壓力增加。

為何女性常出現脊椎和腰椎毛病？

除了腰痠背痛之外，更嚴重者可能會出現「脊椎狹窄」（spinal stenosis）或「腰椎狹窄」（lumbar spinal stenosis）。脊椎狹窄是漸進式的疾病，亦會時好時壞。在每一塊的脊椎骨當中，有一個部分為椎管（spinal canal），是中樞神經通過的地方，而任何可以發生於椎管的病變都有可能導致椎管變狹窄。情況就如有一條水喉管可以讓水毫無阻礙地流過，但當有人以雙手捏住喉管

的位置，流通的水就會減少。對於在懷孕時期出現這個症狀的孕婦來說，胎兒及擴大中的子宮就是那一雙手了。當然，腰椎狹窄並不只是出現在孕婦身上，當中的一個病變為退化性狹窄，患者多為 60 至 80 歲的老年人。換句話說，有些女士在年輕懷孕時忽略了腰椎的壓力及變異，具體問題在比較年長時便會浮現，繼而影響了往後的生活品質。

　　因此，不論對孕婦還是已經成為媽媽的女士，腹腔肌肉對於脊椎及背部的健康都擔當著重要角色。下背痛是職場及家庭主婦經常會遇到的問題，原因是長時間維持固定姿勢，或長時間抬頭、舉手、彎腰洗洗刷刷、提重物等，這些姿勢對於頸椎及腰椎都是構成累積性傷害的源頭。由於經常以這些姿勢活動，沒有受過「特別訓練」的周邊肌肉會使得腰椎的肌肉變弱。因此，家庭主婦經常在大掃除或身體特別疲勞的時候摔傷、跌倒，或是搬重物時扭傷腰部等。相比之下，胸椎比較少會出現這種受傷或痠痛情況，這是因為胸椎旁邊有著肋骨幫忙「卸力」及支撐，但腰椎周邊就只有腹肌、背肌來穩定，所以鍛鍊核心肌群（腹肌）及背肌非常重要。同樣地，由於肚子的重量導致背部肌肉缺乏肌力而難以支撐，有時候孕婦會選擇以「寒背」的姿勢來協助，繼而甚至造成圓肩（rounded shoulder）的情況，對於媽媽來說都是需要鍛鍊背肌及腰部的重要警號。

擔當「媽媽」這個角色的辛酸又何止這些呢！其實有很多痛症或骨折都會以最常受傷的群組來命名，例如「五十肩」、滑鼠手，又或是很多人討論的網球肘（tennis elbow）。但是，網球肘及五十肩都不是只有網球選手或 50 歲人士才會患上的痛症，兩者恰巧也是媽媽們經常會面對的痛症問題。

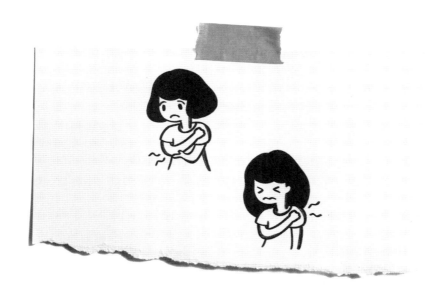

網球肘和五十肩

　　網球肘的正確醫學名稱為肱骨外上髁炎（lateral epicondylitis）。簡言之，就是手肘、手指尾的那側的肌腱發炎。患者通常在運動或是日常生活中搬運重物時，過度使用手腕伸肌而產生疼痛感，這個情況很多時都發生在需要照顧 7 至 8 個月大嬰兒的媽媽身上。嬰兒因為還沒有進入學步期，但會因為開始認得人繼而討抱，需要被抱著才能安心。媽媽當下可能沒有特別注意，但由於手部長時間在 90 度的角度出力，因而造成慢性勞損。如果沒有適時處理疼痛感就會持續惡化。在惡化後，每當運用手肘甚至手腕時，僅僅是使出抓緊、緊握這些動作都會觸發疼痛感。任何需要以反手拍打球的運動員都會比較容易導致網球肘，這是因為使用前臂、手肘肌肉的肌腱而出現的情況，所以需要長期用電腦的人、經常兩手提著滿滿戰利品的主婦、反覆搬運的人、從事園藝工作的人等，他們患上網球肘的風險及機率都相對高。

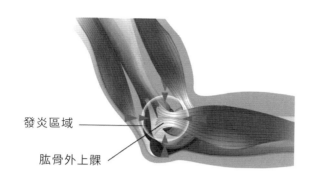

發炎區域 —

肱骨外上髁

肱骨外上髁炎（俗稱網球肘）

　　大家最為關心的可能就是網球肘有沒有痊癒的一天，畢竟疼痛難耐嘛！其實任何肌腱發炎最需要的都是要讓相關的部位能夠休息，令該組肌腱因發炎而產生的紅腫及疼痛慢慢消退。長遠來說，就是要改善工作習慣，避免不停重複同一個動作，或是需要定時做一些伸展運動，以減輕該處的負擔。如果網球肘在病發初期不去好好處理，到真的忍受不了時再去診斷，很多時候網球肘都會伴隨著關節受傷及神經壓迫等問題。

　　有些傷真的不會因為放著就會慢慢好轉，尤其是網球肘及筋膜炎等病痛。這些病症不但造成生活上的不便，甚至影響生活品質！在孩子長大後，家裡長輩經常投訴自己每次打麻將或做其他

運動時都會鬱悶不已，因為身體的某些狀況令他們做起事來不過癮，甚至因此在打麻將時不停輸錢！當然，大家都會不期然覺得他們是「賴得就賴」，明明就是運氣不好、手風不順，但在詢問之下才發現原來是因為肩膀很疼痛，活動也沒有之前那麼靈活、自然，限制了他們「甩牌」、摸牌或是任何需要舉高手的動作。因為活動受到限制的關係，打起牌來總是不能暢快，影響表現不在話下，有時打了四圈麻將就已經「周身骨痛」，可憐啊！

細問之下，長輩才坦白其實肩膀疼痛已經維持了一段時間，有時候手舉高過頭時就會刺痛，偶爾會出現手腕舉不起，連內衣扣也扣不好的情況，實在令人苦惱。從種種跡象來看，肩膀確實出了問題並需要治療，第一時間都會懷疑是否患了五十肩。

五十肩並不是 50 歲才會有，其實它就是為人熟知的「肩周炎」，其正確名稱為「沾黏性肩關節囊炎」（adhesive capsulitis）。正常情況之下，肩關節囊裡充滿滑液，令肩關節能順利活動。而五十肩就是肩關節囊裡的囊液黏住了，使原本能動來動去的關節就像被膠水黏住了一樣，更會引起發炎及疼痛等問題。由於五十肩令到關節不能自由活動，所以亦被稱為「冷凍肩」。

另外一種與五十肩很類似的就是肩夾擠症候群，同樣地是會造成肩膀疼痛及生活不便，不過一般很難去分辨。肩夾擠症候群的患者進行日常動作時，例如舉手、抬手摸另一邊肩膀、游泳或揮動球拍時會有刺痛感。患者亦會感覺肩膀乏力，連梳頭、煮飯都難以發力或維持動作。

　　當然，以上這些痕跡都不只出現於媽媽身上，任何工作人士只要不停重複勞損、勞動這些身體的關節，都會出現相類似的情況。但同時也希望藉著此文，向讀者解構鋼鐵媽媽真的不好當！媽媽們從懷孕開始，身體便出現多項變化：荷爾蒙的改變、身形變化，為了孕育生命承受著無比痛楚；隨著孩子呱呱墜地，身體更因為要照顧家庭及小孩而極速損耗，不少媽媽為了兼任家庭及工作的崗位，往往忽視了身體響起的健康警報。

　　關於辛巴族的傳聞，網上還有後續：在孩子離世的時候，身邊的人會在他的床邊再次一同唱起婦女當時聽到的「小孩之歌」。因為愛而出現的一首歌，將他帶來到這個世界；伴隨他離開的，也是母親為他譜寫的這首愛歌。

任何一種由愛而衍生的角色及責任都是一輩子的。因為愛，令我們願意虛心地學習，甚至產生愧疚之心，時刻祈求自己做得更好。而不論來自前世的業力還是今世的過錯，只要坦誠地說一句祈求寬恕的話，已可粉碎之前的業障及仇恨，回歸最初基於愛的關係。

斜扁頭是甚麼東東？

　　大約 2 年前，有一則新聞說一名來自江蘇的媽媽因為發現兒子有斜扁頭綜合症，而自行為兒子訂製頭盔，希望可以矯正頭顱的形狀。可是兒子戴了頭盔 3 個月後，頭骨不但沒有回復原狀，反而因擠壓被拉長，這到底發生了甚麼事呢？斜扁頭綜合症又是甚麼一回事？頭盔真的有用嗎？

「可塑性甚高」的嬰兒頭顱

　　人的頭顱是一個很特別、像魔法般的身體部位！為方便嬰兒通過媽媽的生產道和出生後繼續發育，嬰兒出生時的頭顱都比較軟，頭顱骨之間尚有縫隙，以便腦袋繼續生長，所以俗語所云的「腦囟未生埋」也是言之成理！頭顱骨在成長後會變得剛硬堅固，變成一個由 22 塊骨組成的保護罩來守護腦部；換句話說，透過外力可以改變嬰兒出生後頭顱的形狀。古希臘的醫學家希波克拉底

（Hippocrates）於公元前 400 年的著作寫道，有意圖重塑嬰兒的頭顱形狀是社會地位的象徵，而在秘魯和埃及也相繼找到類似的做法。曾幾何時，改變嬰兒的頭顱形狀是一個潮流，甚至因為有考古出土的頭顱形狀較長或「奇特」，而被外界誤認為是「外星人的頭顱」呢！

重塑嬰兒頭顱形狀是壓力痕跡的一種，必須要在嬰兒出生後的 12 個月之內完成。這段時期的頭骨還非常軟，理論上或某些地方都有依據此科學的可能，家長或長輩們可以用各種的板、繃帶，甚至定期的頭部按摩去控制頭骨生長的幅度。從文化角度來看，塑造頭顱形狀似乎代表著一個「未完成的自己」。頭顱塑形可以說是藝術的一種，有人覺得很美的同時，亦有人覺得很噁心。電影《奪寶奇兵》中的水晶骷髏頭是按照古時秘魯的頭顱塑形概念衍生的。頭骨被塑形是因為人們發現了嬰兒頭顱骨的軟度及可塑性。20 世紀以來，愈來愈少地區或部落將流傳下來的頭骨塑形文化繼續執行。然而，誰會想到為了照顧現今孩童的「習慣」，孩子頭骨被塑形的情況竟然會愈來愈多！

斜扁頭綜合症並不罕見

斜扁頭綜合症（deformational/positional plagiocephaly or brachycephaly, DPB）俗稱「flat head syndrome」，可以說是在嬰兒身上頗常看到的痕跡。根據在《兒科雜誌》（*Pediatrics*）刊登的一份 2013 年報告，加拿大統計了 10 次研究中一共 440 名 7 至 12 週歲的初生嬰兒的情況，接近百分之五十都有不同程度的斜扁頭綜合症，當中的七成八屬於輕度情況。2018 年一份刊登在《歐洲兒科雜誌》（*European Journal of Pediatrics*）的意大利研究指出，283 名初生嬰兒當中，有 107 名在 8 至 12 週歲時診斷到有不同程度的斜扁頭綜合症。而英國國民保健署（National Health Service, NHS）的網站指出，這個症狀其實比大家想像中更為普遍，每 5 個嬰兒當中就會有 1 個患有這個症狀。NHS 接著指出當中很多個案都不嚴重或不會影響到生命或腦部發育等，嬰兒更不會有任何痛楚，因此大多不會被重視。不過如果不糾正這個情況，長遠來說的確會對嬰兒的外觀、聽覺、視覺等造成影響。斜頭（plagiocephaly）與扁頭（brachycephaly）兩者都是不同形態的斜扁頭綜合症。前者是指嬰兒頭顱扁平點集中在頭顱後方左右其中一側，從頭頂上方觀察會看到頭顱不對稱的效果。耳朵可能會因應扁平的幅度而出現不平衡的情況，甚至觀察到受壓一側

的前額及臉部會比較凸出。至於扁頭型的斜扁頭綜合症則為後腦扁平，導致整個頭骨呈扁寬的形狀，前額會看到凸出的情況。

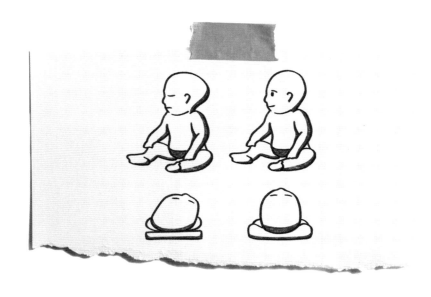

　　因為嬰兒出生時顱骨真的比較軟，特別是未足月或早產的嬰兒，當有一個固定或穩定的壓力長期壓在骨頭的一個點，壓力點就會為了承受重量而改變形狀。小時候我們經常被放在床上平躺睡覺，到現在亦然，因為大約 20 年前，一些西方國家的醫學人員都建議以此做法防止及減少嬰兒睡眠窒息或嬰兒猝死綜合症（sudden infant death syndrome, SIDS）。變形的頭顱也有可能是先天造成的，例如嬰兒還在子宮內時，因懷有雙胞胎而導致子宮空間太狹窄，或者因為「羊水」不足以形成胎兒與子宮周

遭的「氣墊」，對頭顱造成壓力。當然，也有可能因為急著催生而使用器具協助產婦生產而造成顱骨變形（如果能夠掌握頭顱骨頭的柔韌性，出生後輕輕的搓揉頭顱骨，是有可能回復原來的形狀）。另一原因是嬰兒頸部肌肉比較乏力去完全支撐頭部重量。約翰・霍普金斯醫療集團（John Hopkins Medicine）曾提及第一胎會比較容易出現這個症狀，因首次生產用到催生工具的機率相對較高。

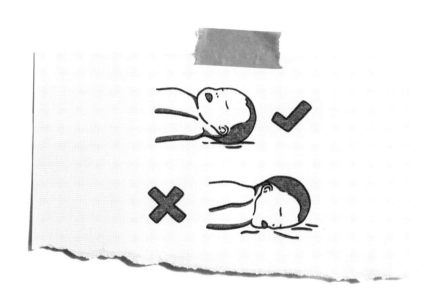

要診斷斜扁頭綜合症除了要靠醫護人員之外，更需要依賴父母的觀察，父母可以在為嬰兒洗頭時摸摸嬰兒的頭有沒有凹陷或凸出的地方，或者有沒有發現嬰兒的頭經常側往一方，無論你如

何修正都會輕易返回原位的情況。一旦發現這些特徵，就應該立刻尋找醫護人員協助，請他們作檢查。一般來說，嬰兒的斜扁頭問題都會隨著生長而慢慢有所改善。當然，作為父母也可以選擇為嬰兒額外提供協助以減輕斜扁頭綜合症的惡化程度，包括：

- 減少長時間平躺於平面：家長可以轉換不同材質的平面，以減輕同一位置受壓的負擔。

- 減少平躺的時間，增加俯臥時間（tummy time）：鼓勵嬰兒在睡眠時間外使用不同姿勢，睡覺則必定是平躺最為安全。

- 玩具、餵哺姿勢等要經常轉換位置，以鍛煉嬰兒靈活地轉動頭部。

　　隨著愈來愈多嬰兒出現這個情況，一個以頭盔治療的方案（helmet molding therapy or cranial orthosis）繼而出現。醫學界對於頭盔治療的看法很兩極，其中一個反對的原因是因為頭盔能對嬰兒的皮膚造成刺激。約翰・霍普金斯醫療集團指出，要使用頭盔治療的話，被確診的嬰兒不宜超過 1 歲，最理想時期為 4 至 6 個月左右。治療用的頭盔外層較硬而內層為海綿材質，佩戴時可以輕輕的為頭顱加壓去輔助正常生長，同時防止已經變形

或扁平的地方繼續「平」下去。因為裡面有墊上海綿材質，即使嬰兒選擇枕在其中一邊，頭盔的海綿材質可以協助卸力，防止壓力集中的情況發生。整個療程會按著每個嬰兒的情況而有所不同，不過最理想是每天戴大約 23 小時，洗澡時才脫下（可以用現今透明箍牙技術的原理去理解）。當然，亦建議療程中定期找醫護人員檢查以跟進嬰兒頭盔療程的進度。

顱縫早閉也會令頭顱變形

值得注意的事，斜扁頭綜合症對於腦部成長並沒有影響，撇除可能出現聽覺、視覺、外觀的變化外，有斜扁頭綜合症問題的嬰兒依然可以繼續健康成長。單憑外觀來看，斜扁頭綜合症很容易會與顱縫早閉（craniosynostosis）搞亂，而後者為一個罕見的病理症狀（發生機率為約二千分之一）。顱縫早閉也會令頭顱形狀改變，當中有 8 成至 9 成為單獨發生，而餘下的案例為合併症候群（syndromic）。其中一個合併症候群發生在意大利，有案例指出一副考古出土的男性骸骨出現了顱縫早閉的扁頭症，但當檢查及分析過後，發現骸骨還有其他頭顱變異，包括下顎骨凸出、眼窩較平常人淺等，才推論有可能是因為基因疾病所影響。

一般顱縫都會在 1 歲以後開始按著既有的癒合時間表慢慢癒合，一直到中年為止，目的是為腦部提供發育及生長空間。法醫人類學家或生物考古學家可以透過這些顱縫的癒合時間來推斷死者的年齡。不過，患有這個症狀的嬰兒因為骨縫提早了融合而腦部還在生長，造成顱內壓上升，導致頭骨變形，繼而影響小孩腦部發展及各種生活能力。科學家後來研究了幾個方案去處理這種病症，病患可以選擇透過進行手術來為顱骨製造人造顱縫，亦研製了不同的植入物以改善病患者的情況及外觀，更重要的是幫助病患者生活重回正軌。如果為單獨性或原發性，一般在進行手術的治療後就會有良好改善。不同醫療部門更會在相關手術後為患者處方治療斜扁頭綜合症的頭盔，以協助頭骨的康復及回復應有的形狀。

　　即使顱縫早閉的呈現方式與斜扁頭綜合症的幾乎一模一樣，但背後的緣由是截然不同的。研究頭骨狀況、各個社會獨有的文化及病理，都對法醫人類學家在辨認身份時有很大的幫助。同時，身體的痕跡亦向後代展示到底我們的生活品質如何。不同的醫護人員都對防止斜扁頭綜合症提出了中肯的意見：家長們應該多與孩子或嬰兒相處。沒錯，平躺的確可以減少 SIDS 的出現，但同時間接反映了到底家長花費多少時間與孩子相處、建立關係。如果一個社會能夠為家庭、父母提供一個理想的生活環境，

令他們可以抽更多時間與孩子相處，多抱抱孩子，建立「tummy time」，那麼對於斜扁頭綜合症可能都是有效的「治療方法」。當然，這個病不能「一竹篙打一船人」，一口就咬定斜扁頭綜合症與家庭時光有關，但藉著這個作為引子去反思我們與下一代到底在建立一個怎樣的關係，說不定是利多於弊呢！

軀體留下的兒時記憶

　　小孩時期的經歷會影響著我們長大後的生活模式，以及往後的價值觀和處事方式。心理學及精神科學都很強調兒時經歷、情緒及創傷的處理，認為是奠定成年時期生活態度的重要基礎。那麼你知道人類的骨骼系統及牙齒也有這種記憶嗎？

　　嬰兒從離開母體開始便無間斷地發育成長，一直到青春期完結才停止下來。而在此期間，嬰兒的成長也有一個既定時間表和優先次序，例如小孩在 2 歲左右就已經長出了幾顆牙齒，在 6 至 7 歲左右乳齒會陸續剝落換成恆齒，在中學時期開始突然長高等。法醫人類學家或者生物考古學家就是藉著這個生長週期去推斷逝者屍骨的年齡，甚至從骸骨上看到逝者的生活質素。例如嬰兒或兒童在成長階段過著貧苦生活，營養攝取不足的「證據」會默默地標記在屍骨上。有些經歷比較「善忘」，在長大成人後就會不見蹤影，但有些則會永久烙印在身體上，成為當事人在世經歷的一個獨特記憶。

骨頭上的「哈里斯線」

　　骸骨上其中一種會被「忘記」的記憶為「哈里斯線」（Harris line）。哈里斯線早於 1926 年被時任劍橋大學解剖學教授哈里斯（Henry Albert Harris）發現及記錄在相關研究中。當時哈里斯認定這些線（後稱為哈里斯線）的形成是因為鈣質沉積在「線」出現的位置，恰巧撞上了骨頭生長的時期，由於缺乏鈣而導致生長出現「卡卡地」的情況，推論此現象的成因是實驗中的動物未能攝取足夠營養。直至現在它都被認定為是骨頭生長發育不全的標記，學術上稱之為「growth arrest line」。哈里斯線一般都是打橫的呈現在長骨（long bone）上，並且與生長板（growth plate）平行排列。研究認為可以透過哈里斯線推論出骸骨主人因為生活壓力而出現相應痕跡的年紀，並涉及到兒時營養不良或是與部分代謝有關的疾病。哈里斯線是由於骨頭不夠營養而停止生長所形成的痕跡，原本在生長板下的軟骨細胞因而被造骨細胞（osteoblast）取代了其位置，形成一層薄薄的骨質。這層骨頭的密度相比周邊的較高，因而在 X 光片上會呈現一條條明顯的線，成為哈里斯線。

很多學術研究對於哈里斯線都有不同的解讀，亦賦予了不同的意義。一般而言，哈里斯線的出現並不是永久性的。隨著當事人的生長環境及身體條件，例如營養、患病情況等得到改善，骨頭的生長就會重啟，之前出現哈里斯線的位置就會出現骨頭重塑（remodeling）的情況，繼而這些線就會慢慢消失。因此哈里斯線大部分時候出現於兒童時期，甚少會持續到成年人時期。雖然背後的病理未有定論，但在法醫人類學家及考古層面上依然會檢驗哈里斯線有否出現，以作為逝者的營養、生活、病理參考數據之一。

從考古角度分析所得，哈里斯線的出現集中在採獵族群（hunter-gatherer）多於農耕社會，而有學者推論此與人口存活比率有關。有些研究則提倡重新審視哈里斯線的出現機制及其用途，甚至認為哈里斯線在一般骨頭生長時期都會出現，屬於正常現象，而不單純是因為營養或病理等環境因素所造成的其中一項變化。2011 年，Alfonso-Durruty 和 Papageorgopoulou 的研究團隊分別發表了有關於哈里斯線互相呼應的研究。由於人體快速生長的位置一般是接近膝蓋末端的股骨（distal femur）及接近膝蓋末端的脛骨（proximal tibia），亦與哈里斯線經常被發現的位置吻合，其他部分（如指骨等）因為沒有四肢長骨急速生長的機制，哈里斯線相應地甚少出現在這些位置。因此，可以

推論哈里斯線出現的背後原因與正常骨頭突然急速生長（growth spurts）有關，惟未能在分析時提供準確答案。同時，更沒有任何實質線索證明骨頭的長短與哈里斯線的出現有關。

　　另外，研究亦發現以兔子為研究模型時，在骨頭生長期高峰時出現哈里斯線的機率頗高，而出現哈里斯線的兔子均沒有經歷營養不良狀況的歷史。另一邊廂，Papageorgopoulou 的團隊分析中世紀瑞士族群的骸骨，發現哈里斯線的出現可能與生長時期的荷爾蒙分泌有關，因而解釋為何哈里斯線一般只見於兒童或年輕的骸骨上。由此可見，哈里斯線可能並不是分析兒時經歷的可靠方法。

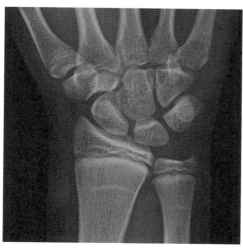

("Growth arrest lines" (https://commons.wikimedia.org/wiki/File:GrowthArrestLines.png) by James Heilman, MD is licensed under CC BY-SA 4.0)

X 光片上呈現的哈里斯線

有關哈里斯線的用途及研究當然需要再深入探討才能提供更多有關的資訊，現階段推論骸骨的經歷時，最好還是不要單純依賴它。要推論兒時的經歷絕對不止哈里斯線一種方法，牙齒上的痕跡是另一個值得參考的永久痕跡。

琺瑯質留下的飲食和疾病紀錄

事實上，牙齒是記錄兒時飲食紀錄的最佳工具，人類學家對於琺瑯質（enamel）能做的分析亦愈來愈感興趣，因為琺瑯質的分佈能夠令我們知道在特定時間之下琺瑯質及象牙質的形成。線形琺瑯質發育不全（linear enamel hypoplasia, LEH）的形成也代表著兒童時期的生活異常艱苦。

顧名思義，琺瑯質發育不全是指琺瑯質的厚度與一般情況相比出現異常及缺陷。這些缺陷來自物理及生活上的壓力，恰巧與琺瑯質形成的時期碰上了，而被標記在牙齒上。線形琺瑯質發育不全是臨床及考古兩個領域中經常碰到的琺瑯質發育不全的種類，從肉眼就可以見到琺瑯質發育不全所形成的橫向坑紋（pit and groove），而這些橫紋一般分成五種不同程度：

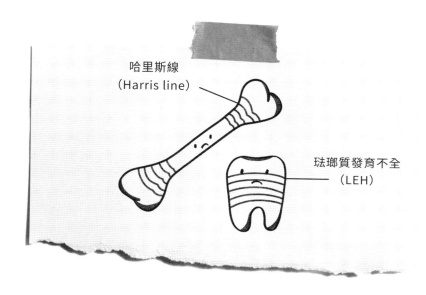

哈里斯線
(Harris line)

琺瑯質發育不全
（LEH）

- 線形橫紋（linear horizontal groove）

- 線形直紋（linear vertical groove）

- 線形橫向坑紋（linear horizontal arrangement of pit）

- 非線形凹坑陣列 （non-linear array of pit）

- 單一凹坑（single pit）

　　LEH 的特徵除了以上五類之外，更可藉著坑紋的深淺、闊度

和大小之差異來推論其嚴重程度。LEH 的特徵大多出現在上顎（maxillary）的正中門牙及下顎（mandible）的犬齒。LEH 的特徵頗為明顯，通常不需要特意使用放大鏡就能看到，記錄人員亦可用手指或卡尺在牙齒表面掃過，以觸覺感受那些坑紋。量度這些坑紋與牙骨質至琺瑯質交界（cementoenamel junction）的距離，令我們可以按照牙齒的生長速度推測到底 LEH 是甚麼時候開始形成的。

與哈里斯線一樣，LEH 的形成可以是不同因素所造成，當中包括：創傷、遺傳異常、重複出現的病症、系統性的代謝病症等。雖然原因很多，但不包括骨頭突然生長的原因，所以 LEH 對於我們了解事主的病歷、經歷或生平也有一定幫助。再者，琺瑯質不能夠像骨頭一樣重塑及改造——即使營養攝取已回到正常水平或病症已經痊癒，只能防止新的坑紋形成，但舊的依然存在。因此，考古學家和臨床學者都可以透過這些坑紋紀錄推測骸骨主人生活壓力出現的次序及嚴重程度。另外，由於琺瑯質是人體裡最堅硬、最能保存的物質，它經得起死後環境轉變、壓力的考驗，LEH 因而被認定為是可靠的「兒時記憶」，亦是人生經歷的重要痕跡和指標。按照倫敦大學學院教授 Simon Hillson 早於 1979 年發表有關牙齒及琺瑯質生長狀況的紀錄，發現琺瑯質的形成始於人類 2 至 4 歲時。Hillson 推論可能是因為斷奶的刺激，而恰巧齒冠在此

時間生長。以現時的研究及分析顯示，琺瑯質發育不全與存活率較低有關，同時亦發現多半琺瑯質發育不全的案例來自社會比較低下階層的社群。不過即使如此，很多研究都曾經努力嘗試研究 LEH 及哈里斯線出現是否存在相互影響的關係，例如嘗試推論哈里斯線是身體的物理問題（例如因迅速生長而在骨頭留下生長的痕跡）而不是獨有的病例。

牙齒中不同元素的秘密

　　除了琺瑯質的發育不全能構成肉眼都可見的條紋及缺陷外，牙齒從微觀角度都能看到象牙質的不同。研究人員的紀錄提到因為年紀增長，象牙質形成當中的氮和碳元素都有所改變。氮和碳是母乳當中很充裕的元素，從母親餵哺母乳給嬰兒開始，便在象牙質中的骨膠原錄得它們的存在。即使嬰兒仍未長出牙齒，象牙質已在牙肉內醞釀，能夠開始吸收營養。停止哺乳後，牙齒的氮元素含量會開始改變，取而代之是碳元素的增加。這是因為嬰兒這時開始以其他食品替代哺乳來吸收營養。此外，在 2007 年學者 Humphrey 及同儕發現鍶（strontium）及鋇（barium）兩類元素蘊藏在很多不同的食物中，從不同食物會吸收到不同比例的各個元素。在 Humphrey 及同儕於 2008 年發表的一個研究報告當中寫道，鍶與鈣（Sr/Ca）的含量在新生兒（neonatal）乳齒上

的轉變與產前（prenatal）及產後（postnatal）的變化互相呼應，以此推論嬰兒的營養攝取量是否足夠。2013 年 Austin 與同儕瞄準了鍶及鋇兩種元素在人類乳齒的分佈，發現當中鋇在研究嬰兒的飲食習慣及轉變上比鍶更為準確及有效。鋇這個元素在嬰兒還在母體時，會透過胎盤（placenta）傳遞到嬰兒體內；而母乳及市面上大部分的配方奶粉產品中也有很高的鋇含量。

人的一生那麼長，兒時的經歷並不會因為長大成人而完全被抹乾淨。透過觀察骸骨，我們依然可以找到小時候生活的蛛絲馬跡！即便骸骨上的哈里斯線未能提供最準確的答案，牙齒上的坑紋卻為我們帶來不少提示和線索。同時，隨著科技進步，坑紋分析並不是單一途徑，透過化學及微觀角度更可以知道出生時期營養攝取是否足夠及其恆常性，從而更透徹了解逝者的人生經歷，讓逝者透過骸骨更具體地訴說自身的故事。

Bone Resume

8 | 學生哥

　　新冠疫情受控之後，學生們終於重新適應回校上課的步伐。每年總有一刻頗令學生們期待，就是量度身高的時候！每位學子都很想知道自己有否長高，會不會是全班最矮或是最高那個，尤其是中學生！還記得小時候某個暑假過後看到有些同學突然長高很多，而自己則幾乎排在隊頭位置永恆不變。很多因素影響著我們能長多高，包括飲食、運動量、環境因素等，最重要當然還有遺傳因素。

骨頭生長的黃金時期

　　骨頭發育都是按著一個既定的速度來生長，每個人開始、結束的時間都不一樣，但中間的發育速度都是穩定的。因此，以骨頭推算年輕人的年齡一般會比較準確。青春期過後，生長停止，就換成以骨頭損耗變化來作為年齡推算的基礎。如果光以骨頭損

耗來推斷年齡的話，有可能會因為生活習慣的辛勞度而出現相當大的誤差（可參閱《屍骨的餘音》系列）。當然，有些人因為生活習慣的關係，可能會造成某一組骨頭勞動頻率較高，繼而衍生出很大幅度的變動性。因此，利用骨頭來為小孩子推斷年齡的區間可為兩年（如 3 至 5 歲），甚至嬰兒期可以按月份推算。而長骨的生長板融合（epiphyseal fusion）是斷定年輕人年齡的最好方法，亦能明白為何長高的時間只有這麼一點點，因為生長板融合之前的時間很短。在年紀小的時候，長骨主要分成三部分：骨幹（diaphysis）及頭尾各一塊生長板（epiphyseal plate）。在孩童時期，骨幹與每塊生長板並不是連在一起，三者之間必定有空隙，這些空隙的目的是讓骨幹有空間向頭尾兩端生長。這個拉長的情節就相等於長高的黃金時期。有些青少年會在骨頭的生長黃金時期感受到骨頭生長並覺得痛，這也是正常的，畢竟體內結構正在作出改變。幸運地或不幸運地，生長期並不是永無休止的，過了黃金時期，生長板就會與骨幹慢慢融合起來，最後連痕跡也沒有留下，留下的只有因為身高不符合自己理想的嘆息。

要長高，除了以上的因素之外，睡眠也是很重要的！睡覺時，身體會釋放不同的荷爾蒙協助生長及修復。雖然亦有研究指出，睡眠時間的長短對於生長沒有直接關係，但孩童有足夠休息是必需的啊！除此之外，骨頭的生長與鈣的攝取量有關係，而鈣除了

從飲食中攝取之外，與維生素 D 也是息息相關的（可參閱〈Bone Resume 18：時代變遷的見證人〉）。要確保維生素 D 足夠，最重要的途徑之一是曬太陽！每天在非暴曬時段於戶外至少「同陽光玩遊戲」20 至 30 分鐘就已經能為身體提供足夠的維生素 D。「同陽光玩遊戲」（記住，這不是兒童的專利啊）於以前並不是一件奢侈的事，小孩子本來就是喜歡往外跑，蹦蹦跳跳、無憂無慮。但自從工業起飛，人們的生活開始出現改變，不論飲食還是環境都與大自然愈走愈遠，因而導致不同類型的問題浮現。小孩子亦因為學業、壓力及電子世代降臨而減少到戶外跑動，久而久之就出現以腰部沒有承托等方式的久坐，繼而出現現代文明病的先兆──駝背（寒背）。

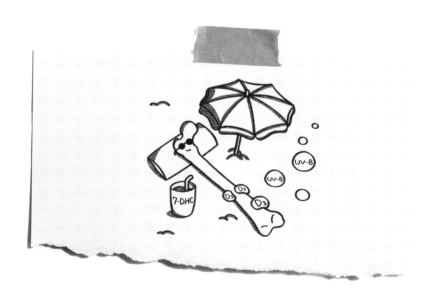

駝背和圓肩

　　駝背的出現可以是病理性的，也可以是姿勢性的。病理性的例子如肺結核（可參閱〈Bone Resume 17：白色瘟疫的痕跡〉），姿勢性的則可以按著調整姿勢而有所改善。除了駝背之外，伴隨而來的還有「圓肩」（rounded shoulder）。圓肩有時候被俗稱為「mum posture」，是一個因為姿勢不良而出現的情況，一般會出現在兩種人身上：一種是肩頸長時間用力過度但缺乏鍛煉的人，另一種卻是過度健身的人。如果長時間使用肩頸肌肉而導致這部分的肌肉極度繃緊，或是因為沒有鍛煉而失去了承托力，就會因此而改變了我們身體這個部分的支撐力。換句話說，因為這個部分的肌肉不夠力，需透過改變身體原本弧度或線條來彌補當中的肌力，導致過度使用上背或肩頸位置這組肌肉來進行一些活動，例如長時間低頭使用電話、看書、使用電腦，以及經常坐著、長途駕駛等。相信大家對這些動作都不會陌生。因為是日常生活的瑣碎動作，往往導致圓肩的出現，久而久之就會出現身體線條的改變：上半身會慢慢傾前，鎖骨的線條當然就會隨之而消失，繼而會慢慢出現烏龜頸、肩頸痠痛等症狀。長遠來說當然對健康有影響，尤其是尚在發育的小孩，改善方法是透過運動訓練肌肉，加強肌肉對良好或正確姿勢的記憶。不過，面對大量的功課，年紀小小的他們快要連睡覺的時間也沒有，還奢望可以去「同陽光

玩遊戲」？或許，每天上學與下課後在街上走走，總好過無吧？錯了，本以為是令小孩子乘機活動一下及享受大自然的路程，竟然有可能是換了另一個方式在他們身體留下其他印記。

脊柱側彎和扁平足

俗語有云，「知識是一種負擔」（knowledge is a burden），這句話原本有更深層次的意思，但這裡可以有直接的意思：知識其實是身體上的負擔——對「學生哥」來說，書包的重量是另外一個值得關注的問題。隨著學童就讀的班級愈高，書包愈來愈重，雖然至今沒有醫學研究證明書包重量與脊椎側彎形成有關，但書包重量對於依然在發育及生長的脊椎骨確實會造成一定壓力，一般在身體快速成長時期的 10 歲至 13 歲兒童身上發生，因此需要額外小心。而脊柱側彎視乎彎曲的嚴重程度，可以導致高低膊、長短腳等問題，患者更容易出現腰部疲勞或腰痠背痛，甚至增加產生骨刺壓迫神經的可能，嚴重的更需要以手術協助矯正。脊柱側彎此症，女性的發病機率比男性的高。我們一邊說希望學生哥快高長大，同時卻要他們背著個這麼沉重的書包上下課、上下樓梯等，實在說不過去啊！研究顯示，過重的書包對於肌肉和韌帶

等都會帶來受傷的風險，除了會造成痠痛外，走路時的平衡感也會因為書包在背上的重量而有所影響，甚至妨礙孩子的腳部成長。

　　小童在 8 歲左右是出現扁平足的分水嶺。足弓在小童 2 歲至 8 歲前為重要的發育時期，由於這個時候足部依然比較柔軟，足部內的筋腱及韌帶可塑性均極高，因此有可能出現的是生理性扁平足。而在 8 歲以後，足弓基本上完成發育，生理性扁平足理應有很大改善。扁平足的人走路時由於缺乏足弓卸掉腳部的壓力，這些壓力及能量有可能沿著腿部一直傳遞上去，從而影響到小腿的肌肉、膝蓋，甚至髖關節。2016 年英國有一個研究，徵召了 95 名兒童做了一項調查，發現當中患有扁平足的兒童，比起正常足弓形狀的兒童出現髖關節和膝蓋問題，以及背部疼痛的比例較高。專家們推斷有可能在活動下肢時，由於足部變得扁平，令到下肢關節為了協調動作而在扭轉的情況下活動，長期下來就會出現結構性問題及疼痛。研究指出，如果足部出現過度旋前，可以導致脛骨內旋、股骨內旋、骨盆旋轉、膝蓋內旋，以及造成下肢排列不平衡，需要物理治療改善情況或用鞋墊作矯形。因此，日常生活中會發現，扁平足人士需要利用鞋墊來為腳部提供正常足部結構的承托力，透過這些輔助來分散足底的受力點，減低足部因為壓力所造成的疼痛，繼而改善足部自身、脊椎，甚至整個下肢的壓力超載問題。

讓孩子快樂安全地成長

　　由此可見，兒童們的身體成長速度及幅度之快，也同時為他們帶來其他的不便，甚至令他們更容易置身於出現受傷事故的風眼當中。2020 年東京奧運其中一名獎牌得主令全球為之激動——來自日本的 13 歲小妹妹西矢椛，於首設的滑板賽事中奪得金牌。她的表現固然令人驚嘆，但在觀看滑板賽事時，更有另一大發現——女子街式滑板這個項目不但令奧運選手的平均年齡愈拉愈低，更盡是小妹妹的天下！

　　這項曾經形象負面的運動，來到新一代不但已經拋開了一切負評，更有年輕化的跡象。不過，有數據顯示，大部分因為滑板這項運動受傷的青少年都是 15 歲或以下。多半的傷勢都是孩童及青少年失平衡、從滑板上掉下而以手支撐著地所造成，因此主要傷及臉部、腳腕及手腕。傷患種類可以從皮下瘀傷、擦傷等表皮外傷到骨折，而臉部的損傷則多半出現於鼻及下顎部分，嚴重的話更可以造成腦震盪及其他頭部傷痕。根據美國兒科學會（American Academy of Pediatrics）的專家研究，任何 5 歲以下的孩童都不應玩滑板，因為孩童的身體重心不穩，一般上身較重，身體的發育未完全成熟，平衡力相對差，較容易構成意外。而由於頭部重量比較重的關係，跌倒時增加了頭部受傷的風險，

而且因為身體協調能力未如理想，所以未能在出意外期間及時刹掣，減低身體受傷的嚴重性。

　　的確，學生哥們的壓力（不論心理還是生理的壓力）很大，身體亦在不停生長之中，久而久之壓力的痕跡就會很快烙印在骨頭上面，並且同時反映了該世代孩子們的生活到底是怎樣。每一個從小開始的生活習慣都和各種病理，甚至身體上的痕跡環環相扣，為人類文明編寫著我們世代的孩童的故事。如果你覺得這些故事有點太可悲的話，就讓我們一同將情況逆轉，多跟孩子一起與陽光玩遊戲吧！

Bone Resume 9

後生仔世界——
年輕一代的骸骨挑戰

　　隨著疫情過去，莘莘學子終於可以再次上全日課，不用再經常對著電腦上網課。因此，筆者亦多了機會到各學校演講分享。與老師們聊起來，發現同學們對於可以再次全日上課的意見好壞參半，「壞」的原因是半天課或網課結束後他們會有較多的空餘時間做自己喜歡的事，恢復全日課後此「自由生活」一去不復返！憶想自己在沙士期間，除了學校定時定候要你做的《每日一篇》及一些感覺可有可無的海報設計功課等之外，真的多了不少時間去閱讀及玩電腦遊戲——都是一些辛勞頸部及腰部的活動。在過去三年的日子，自己也異常依賴電腦和遊戲機來尋求娛樂，眼乾、頸緊、肩痠幾乎是等閒事。在處理自己這些疲勞狀態的同時不禁聯想，後生一代在這幾年的疫情生活下，他們的身體會不會出現一些標誌性的影響呢？甚至，成年人因為長期依賴電腦 work from home，除了〈Bone Resume 15：WFH 疫情日記〉提及的健康問題之外，又有沒有一些與生活有關的變化反映在我們未來的骨頭上呢？

枕外隆凸跟性別有關？

　　2019 年 6 月，一篇「有趣」的新聞報道了有關「顱骨因為長期用電話的關係而長出了一隻角」的故事，看後我立刻追蹤其來源，原來英國廣播公司（British Broadcasting Corporation, BBC）在 2019 年 6 月 13 日發表了一篇「深入報道」，指出在過去數十年，解剖學家、醫生及人類學家在人的骨頭身上發現了一些變化。報道引述了刊登於《自然：科學報告》（*Nature: Scientific Reports*）中由兩名澳洲學者 David Shahar 及 Mark Sayers 發表的研究報告，據了解，這份報告是他們在 2016 年於學術期刊《解剖學雜誌》（*Journal of Anatomy*）所發表的文章的延伸。Shahar 及 Sayers 的研究嘗試為枕外隆凸（external occipital protuberance, EOP）賦上「新的意義」。

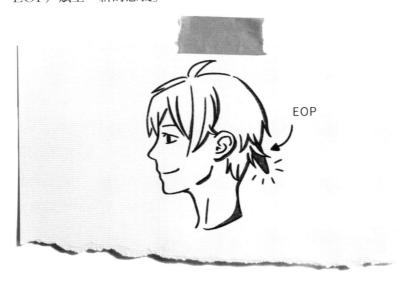

EOP

兩位研究員推斷，手提電話等現代科技的使用影響了我們的姿勢，繼而令顱骨上的一些特質（例如 EOP）過分發達，甚至開始損耗。這份研究的推論及分析引來不同報章廣泛報道，《華盛頓郵報》（*Washington Post*）的標題更是令人類學家哭笑不得——「Horns are growing on young people's skulls. Phone use is to blame, research suggests.」（意譯：研究稱青少年顱骨開始「長角」，元兇是手機。）

　　這份研究源自 2016 年 Shahar 及 Sayers 發表的文章。文章指出他們共檢查過 1,200 名年齡介乎 8 至 86 歲人士的 X 光片，這些病人同屬一脊醫診所，而當中更有一些是因為頸椎疼痛而前往就醫。利用這些 X 光片，Shahar 及 Sayers 兩位研究人員量度了接近枕骨（occipital bone）底部的枕外隆凸，顧名思義是外枕骨接近底部中間的一個凸起點，協助固定頸韌帶（nuchal ligament）的頂部。這韌帶一直延伸到第七節頸椎（即最後一節頸椎）的位置，協助頸部靈活度。在解剖學或是人骨學上，任何肌肉、肌腱及韌帶與骨頭連接的點也稱為肌腱端（enthesis）。

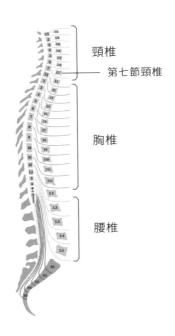

頸椎

第七節頸椎

胸椎

腰椎

人體脊椎圖

　　這些肌腱端的骨頭大小及強壯度會受其周遭附近的肌肉及骨頭發達程度，甚至病理及創傷歷史影響。Shahar 及 Sayers 後來在 2018 年的報告中，指出性別是影響 EOP 大小最重要的原因。報告的統計顯示，發達的 EOP 在男性身上出現的比率比女性的超出 5 倍之多。事實上，EOP 一直是終日與人骨為伴的生物考古學家、法醫人類學家及古病理學家用來做性別推斷的其中一個條件及指標，指標又稱為頸脊（nuchal crest）。從過往的研究得

知，EOP 的出現在男性標本上較多，主要是因為兩性的肌肉發達程度有差距。因此，以頸脊為例，明顯的頸脊會呈現鉤狀，一般只有男性才會呈現這種狀態，因此被視為「最男人」的分辨特徵。EOP 的大小，甚至凸起的程度可以受基因、創傷等影響。當然，從另一個角度去解釋可以是因為長時間低頭而為肌肉添增了壓力，繼而令到 EOP 比較發達。但是，EOP 的大小甚或發達程度很多時候都會受年紀影響。換句話說，隨著年紀增長，EOP 有可能愈來愈發達，因此對於簡單估計年齡範圍來說，這比觀察肌肉長期受壓的程度來得更可靠。至於研究青年人及小孩會否有 EOP 發達的風險方面，Shahar 及 Sayers 必須要另外設計研究個別年齡層的實驗。但以目前的研究來看，這個結論言之過早。

「低頭族」年代的「短訊頸」

不過，的確有些人在日常生活中會出現揮之不去的頸部痠痛問題，不論你如何按摩或換多少個枕頭，都不會有完結的一天！有人因為頸部的痠痛問題而令手臂（嚴重者甚至是從肩膀到整個上肢）都出現麻痺情況，每晚都無法好好睡覺，光是聽患者描述已經覺得很擾人呢！這很有可能是因為頸部出現了名為「頸直」的情況。

人的頸椎與我們脊椎一樣有一個天生呈現「C」字形的弧度，協助我們頸椎承托頭部的重量，畢竟人的頭部其實是非常重的！同時，這個天生的弧度可以協助我們「卸力」，達到天然避震的效果。不過如果長時間工作或是運用太多，甚至成為低頭族的話，弧度就會慢慢受到影響，呈現筆直的狀態，成為「I」字狀，然後就會出現「藤掹瓜，瓜掹藤」的骨牌效應——頸椎附近的肌肉及筋膜就會出現狀況。情況就如患有扁平足的人士一樣，因為缺乏了足弓的弧度以卸力，導致腳步很快就會出現痠痛的情況。這是由於弧度失去（loss of lordosis）時，頭部就會向前傾斜，頸及肩的承擔重量就變相提高了。如果一天到晚都維持這個狀態，對頭及頸的影響就會很大，嚴重時更可以引致頸椎間盤凸出。2008年，香港大學骨科所出版的通訊中寫道，香港每 10 萬人中有 5.6 人患有頸直的情況，男性的比例比女性高，而患者通常為 60 至 70 歲左右。不過，現時的確有頸直年輕化的趨勢。有註冊物理治療師表示，臨床上每 10 名因為頸痛求診的病人當中，就有 7 人的 X 光顯示有頸直病的問題。求診人士以文職人士居多，亦不乏一些需要長時間低頭工作的人，證明了長期維持不良姿勢與頸椎問題有關。因此，要改善問題就必須要從生活細節入手，例如每 2 小時鬆弛一下肩頸部位，這樣可以減慢情況惡化，甚至有助回到正常的頸椎弧度啊！

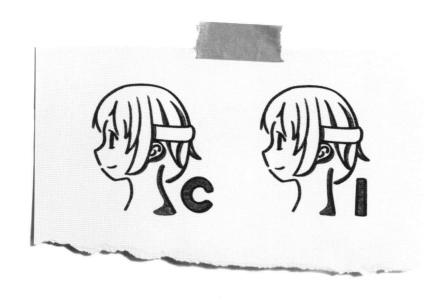

　　後人在若干年代後挖掘骸骨並進行研究時，可能會發現我們這個年代的人的頸椎都出現過度磨損的情況。骸骨上很有可能會出現我們這個時代才衍生出來的「短訊頸」（text neck）及「短訊拇指」（texting thumb）的「低頭族」特徵。「短訊頸」一詞源起自美國脊醫 Dean Fisherman，他提出此為 21 世紀的一個「全球疫症」。此臨床症狀主要是標示出頸椎骨塊因為長期低頭發短訊或看電話而出現問題。Text Neck Institute（中譯短訊頸研究所）指出全球一共有 60 億人，而擁有手機的佔了 40 億。雖然此資料與現今的人口總數及相應持有手機數目的比例不同，意大利的佩斯卡拉大學（University of Chieti）兒童醫學科的 Dr.

Daniela David 及其團隊在 2021 年發表的一份案例報告中指出，多半是青少年出現這種情況，但現實中不論哪個國家、地區及年齡階層的人，都有使用手機的習慣，在疫情期間各人花在手機的時間更是有增無減。雖然，此症狀俗稱為「短訊頸」，但並不代表不使用電話的人士不受影響，有數據指出全球百分之七十五的人口在日常生活中因為不同形式及理由採用「寒背」、低頭等加重頸部負擔的姿勢。

頸部裡面的肌肉較為微細，但當中的結構包括神經線、椎間盤、韌帶、肌肉、關節的連接點等都可以是頸痛的原發點，同時也可以因為姿勢不良而受傷。不過這些病理、痛症多數都不是特定一種病症，卻無聲無息地影響著世界上的人。世界衛生組織（World Health Organization）曾經做過粗略統計，頸痛對人的生活及健康影響竟然排行首 4 名。可見，「短訊頸」出現後，往後頸痛的排名甚至更前！

脖子上的「60 磅小孩」

但為甚麼低頭使用電話對頸部有如此大影響呢？脖子負責承受人頭的重量，基於槓桿原理，頸部承托頭部的重量會依照姿勢

而有所不同。David 團隊的研究指出當我們維持靜止狀態，眼以水平線向前望，頸部的角度為 0 度時，頭部的淨重量為 5 公斤（約 11 磅）。不過當微微向前傾至 30 度，約莫等於平常愛低頭的角度，頭部就變成 18 公斤（約 39.6 磅）的重量。當向前傾至 60 度左右時，頸部需要支撐的就是 27 公斤（相約 59.4 磅）的重量。60 磅約等於一名 8 至 9 歲孩子的體重，如果依這樣姿勢工作或使用手機 5 至 7 小時，就等於有一個小孩連續坐在你的脖子上 5 至 7 小時。你能想像每天放一個 60 磅的小孩在你的脖子上至少幾個小時嗎？幾十磅的重量，造成提早虛耗、骨頭磨痕，甚至需要以手術整治。雖然說骨頭的虛耗並非一時三刻造成的，而是長遠性的，但過程中亦對身體其他部位造成傷害，更重要是會影響生活品質。2014 年的一份研究中，針對香港兒童在小學時期的上課情況做了一個小規模分析，訪問 15 名（6 男 9 女）8 至 11 歲兒童時發現，他們出現頸痛的原因是因為家中放置電腦的傢具並不切合他們，他們被迫以奇怪的姿勢來用電腦。由於「短訊頸」常出現在青少年身上，他們的身體正在激烈地生長、發育，這些「壞姿勢」對往後造成的影響更甚！使用電子產品是免不了，但緊記維持正確姿勢，並懂得每隔一段時間去做一些伸展運動，適時給身體紓緩和休息，才能走更遠的路啊！

人的頭顱確實真的頗重，自文明及社會演變以來，我們低頭工作的方式依然如故，只是俯首看的由書本變為手機。相信我這一輩的人應該是最後一代經歷過沒有網絡世界的人類。這，或許會成為另外一個「工業革命」的分割線。工業革命為人們造就了便利的生活，卻又增加了我們罹患癌症、癡肥、關節炎等各個健康問題的風險。不知道我們這一代之後又會如何呢？疫情過後大家都說有了一套新的生活模式、新的工作方針、新常態（new normal），更有一說法是因為疫情而導致我們的科技走快了數年之多。無論滑手機、使用電腦還是低頭看書對頸椎都有一定的負荷，而這些都是導致頸椎骨質增生甚至頸椎關節炎等情況的因素。在骨頭上看到有病變或是骨質變化，除了是因為年紀增長而出現退化，更多的是生活習慣所造成。現代人無可避免要「低頭」工作和學習，那就只好多留意平常生活的習慣和姿勢，以防「用頸過度」。若出現「頸梗膊痛」，就為細小的頸部肌肉及肩膊按摩紓緩一下，甚至躺下讓肌肉放鬆吧！

專業運動員的辛酸 I ——
灌籃高手傷痕累累的一雙腿

Bone Resume 10

　　「台上一分鐘，台下十年功」這句話不論對於表演人士還是運動員都有著重大意義。為了應付全世界不同類型大大小小的比賽，運動員必須過著嚴謹、刻苦及有規律的生活，為的就是希望身體可以時常處於理想的訓練及比賽狀態。長期下來對身體所造成的壓力及負擔可謂不足為外人道。

腳趾變形記

　　現在去籃球場附近，不難看到一種新興的「潮流打扮」——穿襪子配拖鞋。回想起來，又真的好像沒見過籃球員直接穿拖鞋的場面，而這種又穿襪又穿拖鞋的方式已經成為了很多運動員或是打籃球的人的日常習慣，但背後原因一直沒有人探究。一直到 2013 年 LeBron James 赤腳在沙灘被偷拍，以及 2017 年一段影

片拍到已退役的籃球猛將 Shaquille O'Neal 的腳趾，才掀起了大眾的一番討論：他們的腳掌有很厚的死皮，並且已經變形！

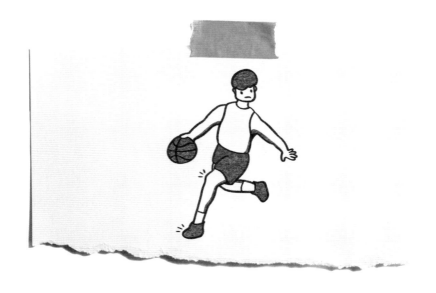

　　到底為甚麼籃球員的腳會變成這樣？其中一個 NBA 球員會出現的職業病（occupational hazard）就是因為球鞋對雙腳造成的壓力而導致雙腳變形或表皮增厚。這些球鞋一般都是新的，不可能完全符合球員的腳形，當長時間穿著這雙鞋去運動時，腳部的皮膚就會需要增生以協助吸收每次急停等動作帶來的相對大的衝力。久而久之，這些壓力就會造成表皮增厚，形成繭。

除此之外，亦因為每次的動作都會向腳趾頭增加壓力，因而導致趾甲倒生的問題。一般都需要透過手術去把倒生的部分去掉，甚至永久移除腳趾公的指甲。不過，現在他們倒可以享用女士慣用的修腳甲服務來紓緩這些不適了。

球鞋造成的問題當然並不只有這些，導致以上兩位球星腳趾及腳掌變形的腳趾公外翻（拇趾外翻）或腳趾尾內翻更是一大問題，有研究指出約有 6 成個案涉及遺傳因素，而餘下的 4 成則是後天穿鞋習慣及軟組織引起的疾病有關。因為穿鞋不當或是過分使用第一蹠骨（first metatarsal），使該關節長期承受壓力，令趾骨與其傾斜度大於 15 度，因而造成腳趾公外翻現象。因此，腳趾骨外翻可以簡單視為前足變形的症狀，而所承受的壓力將會轉嫁至第二蹠骨骨頭，如此類推。嚴重的話，可以導致整個前腳掌變形。

瓊斯骨折

除了上述的腳趾問題之外，籃球員也經常出現某種骨折——瓊斯骨折（Jones fracture）。瓊斯骨折指的是其中一款第五蹠骨（fifth metatarsal）骨折，這種骨折多半是因為經常使用過度而

造成，而不是因為外力撞擊而產生。另外一類與瓊斯骨折很相似的第五蹠骨骨折亦稱為舞者骨折（dancer's fracture），這兩種骨折的最大分別在於舞者骨折的骨折點與瓊斯骨折相比，離第五蹠骨的中心比較遠。舞者骨折最初是發現於芭蕾舞或其他類型舞蹈的舞蹈員，因而得名。雖然有臨床的說法認為瓊斯骨折及舞者骨折是相同的，但在細心研究下，舞者骨折是第五蹠骨的旋轉性骨折較多。舞者骨折的患者，骨折處有明顯腫脹、疼痛及難以走路，主要原因是負責控制外腳掌平衡的那組肌肉連接著第五蹠骨，導致活動時特別疼痛。

瓊斯骨折則是壓力性骨折，有可能會因為未完全折斷而在 X 光片上無法判斷，如此的話有可能需要電腦掃描（CT）或磁力共振（MRI）等醫學影像去協助診治。如果不予理會，就會變成真正的骨折！值得注意的是，壓力性骨折雖然不是骨頭真的完全斷掉，但處理方法也與一般骨折無異，康復時間甚至會比一般骨折更長，其中一個原因是當中需要透過改善姿勢及運用肌肉等組織的方式去防止再一次受傷。會出現壓力性骨折的部位並不限於腳掌上，腳腕、小腿及背部等都是壓力性骨折的黑點。

對於 NBA 球員來說，壓力性骨折是籃球員們其中一種最不想遇到的傷，就如姚明及 Bill Walton 因為壓力性骨折而被迫結束他們的球員生涯。

籃球員除了瓊斯骨折之外，膝關節也是令人關注的部位。畢竟，膝關節是一個很複雜的關節。受影響的除了骨頭外，最常聽到的必定是與韌帶相關的傷勢。要數籃球場上令人感到惋惜的意外，不得不提 2019 年 NBA 總決賽第五場賽事。這場賽事最後兩分鐘改寫了球員 Kevin Durant 的職業生涯：他的阿基里斯腱（Achilles tendon）撕裂了！

前十字韌帶及阿基里斯腱撕裂

運動員經常受傷的地方包括了前十字韌帶（anterior cruciate ligament, ACL）及阿基里斯腱，這兩組韌帶及肌腱足以令一個如日中天的運動員生涯立刻剎停，尤其阿基里斯腱撕裂更是致命傷之一。

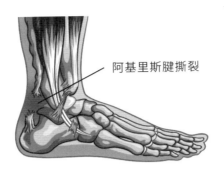

阿基里斯腱撕裂

　　阿基里斯腱位於腳踭後側，是人體裡最強韌及最大的肌腱，大約 15 厘米長（即 6 吋）及 5 毫米厚。諷刺的是，這肌腱取名自古希臘神話英雄阿基里斯，而腳踭這個部分就是他全身僅有的弱點！阿基里斯腱對於我們日常生活的活動，例如：走路、跑步、跳躍都很重要，它協助把小腿背後的肌肉連接到腳踭，可以抵受高達 1,100 磅（即 500 公斤）的外力。所以，如果看到有運動員在運動時弄斷了阿基里斯腱，可想而知那力道是有多大呢！

　　從臨床上要準確斷定為甚麼阿基里斯腱斷裂依然有一定難度，不過肯定與突然增加的壓力有關。情況就好比一條橡筋，它的彈力可以很大，不過都會有它的極限，如果在它的極限附近再額外加上壓力，就會很容易出現斷裂。剛開始運動的人，筋腱情況猶如一條沒有被怎樣拉扯過的橡筋，那個圈比較小，之後因為經常使用而令橡筋圈慢慢變寬及增加了韌性，情況與韌帶及肌腱一模一樣。反之，如果有些橡筋長期不使用的話，當有一天你突然想

使用它，那繃緊的橡筋有可能拉扯三兩下便斷掉。如果運動前沒有好好做熱身，突然增加外力也會出現一模一樣的情況。

　　除了阿基里斯腱之外，經常聽到運動員於運動場上意外受傷的就是簡稱 ACL 的前十字韌帶。前十字韌帶的重要性在於它協助限制脛骨（tibia）向前移位及限制膝內翻或外翻彎曲，協助限制脛骨內旋轉。簡單來說，就是因為前十字韌帶等膝蓋韌帶，我們的膝蓋及小腿才能整齊排列。當前十字韌帶斷裂時，膝關節會因為不能維持急停等突發性的動作，繼而受傷。大部分的受傷源於碰撞性運動，包括足球、籃球等，但這並不是單一因素。前十字韌帶撕裂亦可以是因為在運動期間的減速動作、過度向內或向外翻。

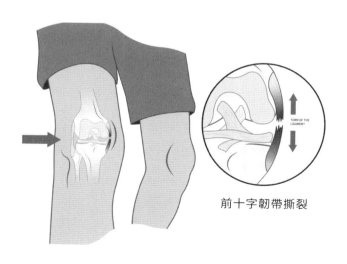

前十字韌帶撕裂

與阿基里斯腱不同，很多病人都會自覺聽到韌帶破斷時有「pop」一聲或是有撕裂感覺。而前十字韌帶更有可能在撕裂的同時，傷及半月板。假如沒有傷及半月板，一般都會在短時間內覺得情況有改善。而在受傷的一刻，膝關節不能伸直，導致不能繼續運動。必要時，更需要透過重建手術協助康復及避免再傷害軟骨。

　　前十字韌帶的康復期比較長，很多因此受傷的運動員即使康復過後，其職業生涯的歲月也所剩無幾了。不論是隊友還是場上對手的前十字韌帶受傷，運動員們都會向傷者致以最深切的慰問。大家都感同身受，深知這個傷勢是有多嚴重，甚至可以堪稱為「體育生涯終結者」。網上有網民自發組成了一個名為「ACL Recovery Club」，會員背景不拘，單純希望可以互相鼓勵因此受傷的大眾。因為過來人都稱，最難過的那一關並不是身體上的傷，而是康復期的心理及精神關口。有了這個復康會，傷者便知道不是自己單獨在面對，心頭就突然有了希望！

　　你會問難道運動員沒有好好熱身嗎？當然不是，不過在比賽的激烈過程中，有時候突然改變了用力的方向和節奏，恰好阿基里斯腱承受不了，就會出現斷裂的情況。受傷後切忌心急，必須要避免為撕裂處增加任何壓力，要好好配合治療，才能令往後的日常生活不受影響啊！

奧斯古—謝拉德症

對於青少年運動員來說，其實可以有其他額外狀況。很多青少年運動員在訓練後都會出現膝蓋不舒服的情況，雖然在休息後疼痛會明顯減緩，但隨著運動量增加和年月累積，疼痛愈來愈明顯，甚至有惡化的跡象。最後連走路、上下樓梯、跑跳蹲都有問題，嚴重者膝蓋骨下方會長出硬塊，這變化甚至容易被認為是長了腫瘤。

在診斷之下，這變化並不是腫瘤，而是奧斯古—謝拉德症（Osgood-Schlatter disease）。奧斯古—謝拉德症在 X 光發明後的第 9 年首次被記載。1903 年美國醫生 Osgood 與德國醫生 Schlatter 不約而同利用新發明的 X 光分別於波士頓及德國發表與這個症狀相關的研究，為了表揚他們的努力，這個症狀用兩人的名字命名。

奧斯古—謝拉德症常見於活力充沛的青少年，尤其是那些經常進行需要大量股四頭肌收縮的運動，例如：足球、籃球、排球、舞蹈等，一般常見於男性，多見於 10 至 15 歲的階段；而女性則常見於 8 至 13 歲。奧斯古—謝拉德症主要出現在我們俗稱小腿的脛骨（tibia）上有一部分稱之為脛骨粗隆（tibial tubercle）的地方，由於股四頭肌（大腿前側肌肉）強力收縮拉扯而引起慢性外傷。青春期的小孩，骨頭的強度不及韌帶，在運動時因為拉扯傷

了脛骨粗隆的部分，引致發炎，甚至造成骨折，並在膝下鼓起了疼痛的硬塊。這個症狀可以透過休息、冰敷、止痛藥等方式紓緩，並且配合貼紮技術來改善疼痛。理論上，奧斯古－謝拉德症並不是一個嚴重的病，雖則文獻上也有少量因此而惡化成骨癌的報告，但重點是膝下（或身體任何部位）出現硬塊最好都是找醫生檢查，不要掉以輕心，以防情況惡化。

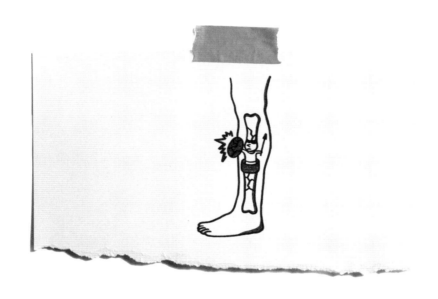

　　球類運動的傷一般集中在腿部，除了腳掌、膝蓋以外，足球球員會為自己的腿「買重保險」，還要在小腿的波襪下面加一塊堅硬的護脛板（shin pad）保護著小腿的正面。這種保護裝備並不只出現於足球運動，只要有貼身接觸或是撞擊的運動都可以找

到它們的蹤跡。這個位置剛好就包括了我們俗稱的「上五寸下五寸」。無論是踢到還是撞到，這個位置總之一受傷就已經痛到不行！到底為甚麼呢？

脆弱的「上五寸下五寸」

「上五寸下五寸」其實是脛骨的中間，亦是脛骨最脆弱的地方。不論如何鍛煉也好，這位置的受力度及強硬度都比不上其他部位。以拳擊來說，當中一個經常使用的招式就是腳脛踢擊，主要瞄準脛骨前方的下半部分來進行攻擊。即使是受過訓練的脛骨，也有可能抵受不住外間突如其來的攻擊，很容易因此而骨折。2014 年的一份學術研究報告引述了 1978 年的足球運動作例子，最大的動能為 680 牛米[1]。這能量之大的確足以構成骨折，從球場上觀察所得，踢擊及側擊一般是造成這些骨折的最大元兇。2007 年有學術研究指出需要至少 2,000N 的力，即 652 磅左右的力才能令脛骨折斷，可想而知在運動時所產生的「無情力」是有多大吧！

---

1. 牛米是牛頓米（Newton metre）的簡稱，為量度力度和距離導出的國際單位。

因此自 1994 年起，國際足協（International Federation of Association Football, FIFA）接納了有關球員安全及健康風險的研究所提出的建議，認同使用及穿戴護脛板作為減低球員受傷的重要一環。由於脛骨前方並沒有肌肉等大量軟組織包圍著，「上五寸下五寸」的位置幾乎就是等於「皮包骨」。換句話說，因為沒有任何軟組織去吸收外來衝擊力及震盪，骨頭受撞擊的時候幾乎完全承受了攻擊的力量。因此，護脛板便作為了一層骨頭的屏障，協助卸力及減低震盪，從而降低受傷風險。

職業運動員的生涯非常短暫，一旦在高運動量的訓練及比賽中受傷，傷勢可不是一朝一夕可以康復的。運動員每一次的訓練都是為了打破自己舊有的界限、舊有的紀錄而進行，對於運動員來說這是最重要的事。即便面對著身體的傷患，也無怨無悔繼續付出二百分努力及堅持，因為對他們來說，沒有任何事比他們的付出、堅持更為重要！

專業運動員的辛酸Ⅱ──
「無定向喪心病狂間歇性全身機能失調症」

曾經，一顆運動新星因搏擊而誕生。

然而，一位新星卻也因搏擊而隕落。

這位新星就是暱稱為「國王」（The King）的終極格鬥冠軍賽（Ultimate Fighting Championship, UFC）拳手 Spencer Fisher。

綜合格鬥和賽車場上兩位名將的悲歌

Spencer Fisher 在 2002 年的綜合格鬥（Mixed Martial Arts, MMA）賽事中出道。在出道後短短 3 年，以 14 勝 1 敗的成績正式加入 UFC。Fisher 當時被視為最有實力的新星之一。在加入 UFC 的首 17 場，他擊敗了很多強敵。但自 2009 年開始，

Fisher 的狀態下滑，最後因為在 2013 年的檢查驗出患有慢性創傷性腦病變的跡象，被迫帶著 24 勝 9 敗的戰績即時退役，結束了「國王」短暫的 8 年職業 UFC 拳手生涯。在退役之後，Fisher 被 UFC 聘請為賽事的宣傳大使。可惜，由於 UFC 的母公司在 2017 年被收購，Fisher 的宣傳工作亦因此而結束。在接受一本專門報道 MMA 賽程的雜誌訪問時，Fisher 表示退役後的情況並沒有好轉，反而慢性創傷性腦病變症狀開始影響到他的日常生活，例如記憶力減退、抑鬱等，導致他難以正常生活，更莫論工作。

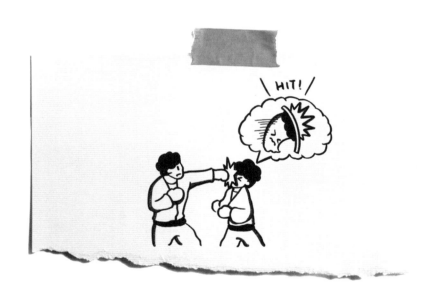

MMA 的崛起只有短短 20 年，對於這種運動與慢性創傷性腦病變的關係其實沒有太多案例及研究，亦代表 MMA 對腦部的影響和帶來的風險，大家都沒有深入的了解。即使坊間認為這種病變不會對拳手有太大影響，但從 Fisher 的情況來看卻十分值得關注。

　　1994 年 5 月，一級方程式賽車名將冼拿（Senna）魂斷賽道之上，這次意外無論是車迷還是公眾都滿腹疑團，希望了解意外發生的始末。終於到 2003 年，車隊公開了賽車紀錄儀器的數據，大家可以探究冼拿進入「死亡之圈」之後的第 12.8 秒後到底發生了甚麼事。

　　這已經是意大利法院第三度為冼拿展開死因庭，其中一個推論是肇事賽車的焊接工夫差，令軚盤轉向柱在轉彎時斷裂。另一個推論是為了令車底有比較快速的氣流而將車身降低，產生氣壓將車吸在地面。據說，只要降低 1 厘米就能每圈快半秒的時間。但是，如果車身觸及地面，轉彎時就會隨時飛離跑道。

　　意外發生時車身觸及地面，此時冼拿減慢車速，即使撞向圍牆也未必致命，可惜的是車前輪被卡在車身及圍牆中間，車胎滑

行時飛出並擊中洗拿頭部令他傷重死亡。按照法醫之後的解說，當時洗拿的顱底骨折（basilar skull fracture）及前額骨骨折，導致他的顳動脈（temporal artery）撕裂，返魂乏術。其中一個最駭人的畫面是媒體之後拍到染滿鮮血的頭盔，證明當時洗拿的出血量相當驚人。

顱底骨骨折是高速或是高能量撞擊的運動衍生的結果之一，一般多見於車禍等情況。除此以外，車禍的撞擊力有可能令司機撞到錶板，或是因為衝擊力太大令頸部高速及過度延伸，導致頸椎第二節骨折，造成俗稱「吊頸人骨折」（hangman's fracture）。不論是哪一個級別賽事的車手，身體都承受著龐大的外來壓力，因此日常訓練集中在脊椎、腳腕、頸椎等位置，以加強上述部位的穩定性及承托力。

在高速撞擊的剎那間，身體的不同部位又在經歷些甚麼呢？賽車手洗拿及搏擊手「國王」因為比賽的關係，身體經常置於一個極具危險的環境，稍一不慎就會失去性命。除此以外，更有可能因為處於如此高壓及危險環境，增加身體出現慢性創傷的風險，慢性創傷性腦病變是其中一個備受關注的醫學議題。

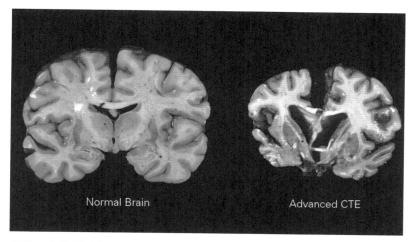

慢性創傷性腦病變參考圖
("Chronic traumatic encephalopathy" (https://commons.wikimedia.org/wiki/File:Chronic_Traumatic_Encephalopathy.png) by Boston University Center for the Study of Traumatic Encephalopathy is licensed under CC BY-SA 4.0)

慢性創傷性腦病變

　　事實上，慢性創傷性腦病變並不是一項新的創傷型腦損傷（traumatic brain injury），也不是一項新的醫學發現。慢性創傷性腦病變的英文學名為 chronic traumatic encephalopathy，簡稱 CTE，最早的相關研究可以追溯到 1920 年代，當時的醫生記載了在拳擊手身上發現有顫抖、失智、情緒等問題，並稱為「dementia pugilistica」（拳擊員癡呆）。直到 1949 年，一位醫生正式創建了「chronic traumatic encephalopathy」一詞。

最初大家都以為 CTE 只是跟拳擊手有關，但自 2002 年在美式足球員 Mike Webster 身上發現有相類似的症狀後，就將 CTE 與美式足球扯上關係，隨後亦擴展至冰上曲棍球、拳擊、啦啦隊等全接觸運動。這病症的相關症狀最終有可能會令患者喪失方向及知覺、意識混亂等，為極度受關注的運動員健康問題。在 CTE 的情況下，腦部會因為外力及頭部受到撞擊，不停撞向當事人自己的頭顱骨。如要以比喻來淺析這個情況，腦部就好比羅拔臣啫喱，而頭顱骨就好比存放啫喱的食物盒。當你猛烈搖晃裝滿啫喱的食物盒時，腦部就如那經典的廣告對白：「震騰騰，開心心，羅拔臣。」最後，腦部會因為撞擊而令腦內血管撕裂。當中的後遺症包括頭痛、頭暈、失憶、影響智力，甚至因為血管撕裂而令腦內大量出血、癱瘓，甚至死亡。

欖球及美式足球員的健康風險

CTE 作為一種神經性退化的疾病，是因為腦部不斷受到撞擊而引起慢性腦損傷。不過確實要經歷多少次撞擊，以及去到哪個程度才會出現，則沒有定論。2019 年波士頓醫學院阿茲海默症中心副主任及神經病學助理教授 Jesse Mez 在《神經病學年鑑》（*Annals of Neurology*）中發表的學術研究指出，CTE 出現

在美式足球員的風險與嚴重程度和他們遭受過的腦震盪次數並無直接關係。研究中的 266 位已故美式足球員，當中有 223 位存在 CTE 病變，百分率高達百分之八十七，而美式足球聯盟的職業球員更發現有著高達百分之九十九的病變機率。CTE 的嚴重程度與運動年資呈正比。嚴重者如大學生美式足球員及職業球員，當中百分之八十五會出現失智症，接近九成出現行為及情緒狀況，九成半會出現認知障礙、記憶力退化等病症。Mez 在是次研究當中也發現到撞擊的嚴重程度與從事有關撞擊運動的年資具正面關係。

遺憾的是，現時診斷 CTE 只能夠透過死後的解剖。患有 CTE 的病患大腦會出現過多的 p-tau 蛋白沉積，這類沉積也出現在阿茲海默症的患者上。最初這些沉積只會出現在特定的腦部區域，尤其前額葉（frontal lobe）最為常見。隨著時間累積，沉積範圍會有所擴展，慢慢影響情緒、語言等區域，最後會覆蓋整個大腦，而因為這些沉積的出現而導致很多大腦細胞死亡，繼而造成大腦萎縮的情況。所以，以症狀來說，CTE 可以分為 4 個階段：

第 1 階段：沒有任何特殊狀況

第 2 階段：情緒上出現大幅度，甚至顛覆性的變化，例如：易怒、憂鬱等

第 3 階段：出現一些記憶力衰退、認知功能異常的情況

第 4 階段：失智的情況開始出現

　　最可恨的是，這種 p-tau 蛋白沉積沒有辦法透過一般的電腦掃描及磁力共振找出明確的病變。幸好，在 2017 年有研究團隊利用新的分子造影試劑進行了正電子發射斷層掃描[1]（[F-18] FDDNP-PET）。這是醫學界的大突破，終於能透過醫學影像在活人身上作出 CTE 的相關診斷，只要這技術發展走向成熟，以後就能透過放射性影像檢查前額，對懷疑患有這種疾病的人士做出診斷。不過值得留意，即使被診斷出患有 CTE，它依然是一種不可逆轉的腦部退化。換句話說，問題出現後，只能透過治療減慢惡化程度而不能令病患痊癒。

---

1. 正電子發射斷層掃描俗稱 「PET scan」，一般用於癌症或腫瘤掃描上。

「頂頭鎚」其實是高危動作

　　由於不少欖球及美式足球員出現慢性創傷性腦病變，令它逐漸受到大眾關注，而在 2014 年亦出現了第一宗足球員案例。足球界中的「頂頭鎚」英文稱為 heading，從研究得知，這個動作有可能影響腦部的健康。平均來說一名足球員在每場比賽中可以「頂頭鎚」12 次，這還沒有把訓練時的次數算進去，因此絕對不能忽視 heading 的影響啊！自首宗案例出現後，到底應否保留「頂頭鎚」的爭議引起了熱烈討論。相關討論過去都有提及，而最近在 2021 年更重新燃起了各界人士的關注。當然，與美式足球員的情況不同，足球員受傷比率或是受影響程度，還沒有經過詳細研究及討論。在所有與足球相關的傷勢當中，腦震盪佔了當中的百分之二十二。因此，開始有不同界別的人士希望就著這個議題作出建議，包括禁止「頂頭鎚」這個動作，甚或更改足球的軟硬度等。

　　2013 年，澳洲一名欖球運動員受猛烈撞擊後迷迷糊糊地離開了球場，整個人看來極度神志不清，所有人都覺得很詫異，但該名球員只是離場稍作休息數分鐘後就重回比賽。該名運動員在當時立即離場是因為被安排做一個名為 off-field cognitive test 的場外認知測試，這是國際欖球協會指定的程序，以檢查球員在受傷後的狀況。不過就算有這個測試也不完全有用，因為腦震盪的

症狀可以隨著時間才慢慢表露出來，而球員往往在測試後的幾分鐘就返回球賽。同樣以身體撞擊為主的美式足球，球員即使穿上護甲及頭盔，身體依然有龐大的受傷風險。其中一個經常探討的話題：到底兩者之間哪一種運動比較安全呢？

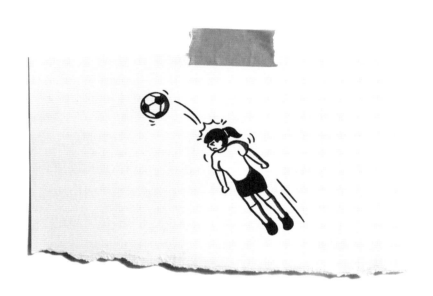

頭盔無法避免腦震盪

2018 年的一份研究報告指出，超過 18 歲的男性欖球運動員有著最高的腦震盪比率：大約每一場比賽中每 1,000 名運動員中就有 3 次腦震盪，而美式足球員則有 2.5 次。至於對於未超過 18 歲的研究就指出每一場欖球比賽中每 1,000 名運動員就有 15.2 次

腦震盪機會，而美式足球的則有 4.9 次腦震盪機會。從這些研究來看，欖球似乎比美式足球更為危險。的確，可能因為美式足球員有頭盔及肩甲保護，將腦震盪的風險降低了一點，但從醫學角度來說，只要當運動員頭部不斷受撞擊就會增加患上慢性創傷性腦病變的風險。換句話說，即使腦部有頭骨，頭顱外又有頭盔保護，但腦部依然會因為撞擊的外力及衝擊力，而導致腦部在頭骨（即頭顱）內搖晃繼而與頭骨撞上。即使頭部未有直接的撞擊創傷，但因身體在剎那間劇烈搖晃，大腦亦會因前後晃動的衝力而不斷撞擊頭骨，造成腦震盪問題，也是很多時在交通意外致命的原因。換句話說，除非大腦直接有一個「倒模」般的殼包裹，兩者間沒有任何空隙，進而令它搖晃機率減低，否則任何頭盔都不能撇除受傷的可能。這類創傷除了在美式足球及欖球運動員身上發現外，拳擊手也是高危一族！

很多國家美式足球聯盟（National Football League, NFL）的退休運動員因為 CTE 而出現行為變異、妻離子散、記憶力衰退等情況，甚至淪落到流浪街頭。雖然解剖後發現他們腦部都出現了類似阿茲海默症的症狀，但 NFL 礙於利益及運動產業的原因，最初不肯承認事實，繼而促使相關人士推行大型研究。同樣，「國王」的情況喚醒了 UFC 對 CTE 及拳擊手健康的關注，推廣研究運動員的大腦健康。雖然如此，時任 UFC 主席竟然在記者會上說

MMA 此類劇烈運動造成的頭部創傷實在是無可避免：「Fisher 不是第一個，而且他絕對不會是最後一個⋯⋯這是運動的一部分。」的確，搏擊及其他運動都有一定的危險性，但是不是就代表一定要讓永久傷害成為必然？

　　Benson 的研究團隊早在 2009 年就按著之前的研究及發現，發表了一份有關於如何可以預防 CTE 的研究。當中，團隊總結頭盔的使用的確可以減少頭部創傷風險，卻不能減少遭受腦震盪，同時更沒有證據證明牙套（mouth guard）及面罩有相關的保護功效。然後，團隊在 2013 年再度發表另一份研究，指出沒有數據能夠證明訓練頸部肌肉能夠減低腦震盪風險。雖然如此，現在的撞擊運動的復健都有加入以訓練頸部肌肉的項目，而 Collins 的研究團隊在 2014 年發現頸部肌肉減少 1 磅就會增加百分之五腦震盪的機率，更重要是護具的出現為運動員帶來可以放心撞擊的錯覺。

　　2015 年的電影《震盪真相》（Concussion）首次向大眾披露有關運動所造成的受傷事故。這部電影講述由 Will Smith 扮演的腦神經科學醫生 Omalu 在 2002 年為逝世的美足傳奇運動員 Mike Webster 進行解剖時，發現其大腦外表看起來很正常，但在橫切面的檢查之下發現了慢性創傷性腦病變，其後更在學術期刊 Neurosurgery 發表了相關分析及觀察，正式將 CTE 與美足連繫

起來。這個舉動對於 NFL 來說極度轟動，問題持續發酵但並沒有被隨即解決，更拖到 2009 年才開始處理，直至 2016 年才承認 CTE 與美足的關係。由此可見，透過科學我們與產業不停抗衡，藉著知識我們為往後的運動員尋求適當的保護。

　　儘管面對 CTE 如此複雜的難題，科學還沒有很深入的了解，但除了要找出答案之外，最重要的是找出運動員保護自己的方法。不論是長遠健康，還是物理治療、運動按摩等都是為運動員提供最強後盾的重要一環，而不單是提供更大、更廣的場地。隨著科技及醫學的進步，我們可以更了解每一種運動對於運動員的傷害及益處，而受惠於科技進步等條件，他們所屬的組織除了要提供更優秀的訓練，更應該從對運動員長遠健康的角度出發並作出規劃，以減低往後對他們的慢性影響。

跑手的挑戰

　　疫情的關係,除了開啟了「在家工作」(work from home, WFH)這個新常態,更有不同的政策而導致民眾以不同方式去做運動。不論是疫情期間還是疫情前幾年,跑步已成為了一種熱潮,長跑、短跑都不乏愛好者!對於大眾來說,跑步也是令自己有計劃地做運動的一個入門。畢竟,跑步的門檻很低,只需要預備一對適合自己的跑鞋,起跑前做好熱身運動就可以開始!

神奇的跑鞋

　　2016 年,Nike 推出了一系列驚人的跑鞋,穿上它的運動員均打破其以往的跑步及馬拉松紀錄。據說在 2019 年的馬拉松比賽中,肯亞女選手 Brigid Kosgei 穿著這系列的跑鞋打破了維持 16 年的女馬拉松世界紀錄!因此引起了各界對於這系列跑鞋的高度關注,亦令世界田徑聯會罕有地為跑鞋修訂新的比賽規則,並討

論到底可否於不同的賽事當中使用這系列的跑鞋。除了令人好奇這系列的跑鞋有多厲害之外，也令人不禁發問到底跑步是有多傷害我們的關節及骨頭，以致跑鞋公司需要投入科研去改善和紓緩這些問題？

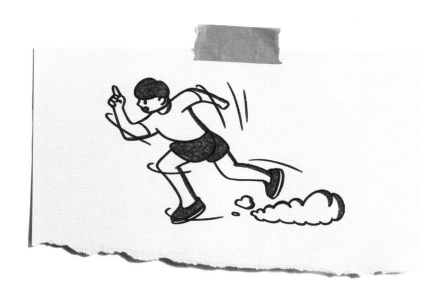

　　人每走一步，身體其實都在向地面施力。地面受到我們的壓力的同時，又會回彈相等力量給我們的身體，這就是反作用力。跑步時，由於我們使出的力及速度比走路時更大、更快，因此反作用力也是相對地較大，有研究表示這可以比人的體重多 2 至 2.5 倍！如果跑步時不懂得卸力，反作用力就會引起腳痛，甚至導致

脊椎小關節移位、頭痛等問題。因此，除了學習正確的跑姿，協助緩震的鞋子也很重要。

腳跟著地 vs 前腳掌著地

有關跑步姿勢，有一個常見問題：到底應該腳跟還是前腳掌先著地？我們使用腳尖時，身體重心就會往前傾，但跑步還有一連串抬腿等動作，身體的中心會落在腿的後面，若腳跟先著地，就等於完全剎停了！這個時候膝蓋有可能因為不停承受著體重的負擔而受傷。相反，如果以前腳掌落地，身體重心與腳連成直線，再利用大腿後的肌肉群及臀部的肌肉向後拉，就會形成推進的動力，不過同時間小腿肌肉也在吸收反作用力的衝擊，所以會出現小腿僵硬痠痛的情況。

當然，每一個人都有不同的需要及喜好，只要選擇適合自己的姿勢就可以。不過有一個會影響小腿脛骨（tibia）的情況值得各位跑者注意——夾脛症（tibial stress syndrome）。

夾脛症和疲勞性骨折

　　事實上，夾脛症不只是出現在喜歡跑步的人身上，任何運動量相對大的人都會出現小腿疼痛（特別是內側）的問題，而小腿內側就是脛骨的所在地。通常夾脛症患者的脛骨在運動過後會出現疼痛，嚴重的話就會變成因為壓力及疲勞所造成的疲勞性骨折（stress fracture）。小腿由 2 根骨頭組成，而足部就由 26 塊骨頭所組成，當中牽涉數十個關節及上百條肌腱、肌肉及韌帶，複雜的結構令我們的雙腳能夠有效支撐日常生活，承受多個方向的作用力。如果下肢的運用方式不對，肌肉反覆拉扯脛骨上的骨膜，就會造成骨頭受傷。骨頭與肌肉一樣，受傷後會自行慢慢痊癒，不過因為過量運動的人絕大部分時間都不會有充足的休息時間去讓骨頭恢復，長期累積下來就會發展成為壓力，形成以上的疲勞性骨折。

　　值得留意的是，疲勞性骨折並不會造成骨頭移位，反而只會在骨頭上出現小裂痕，不過只要稍微增加運動或是壓力程度就會出現強烈的疼痛問題。亦由於這些骨折太微細，在 X 光檢查時不容易被發現，必須要依賴骨骼掃描或是磁力共振（MRI）來斷症。

因此，假如在運動時覺得身體有異常的不舒服或是疼痛，記得讓操勞的部位好好休息，改為鍛煉其他身體部分。同時亦要多加留意運動姿勢上的問題，不然就會出現反效果，原本幫助鍛煉骨頭及身體的運動到頭來卻造成傷害！不過在導致這種極端結果之前，其實也有可能身體早已出現骨質疲勞性損傷（bone stress injury, BSI）。這種傷害的症狀與疲勞性骨折不一樣，是到達疲勞性骨折這個結果之前的階段！

骨質疲勞性損傷

說到長跑運動員，不時會聽到他們過度使用腳部而受傷，按照研究顯示，骨質疲勞性損傷就佔了百分之二十。骨質疲勞性損傷其實就是指骨質出現損傷情況，難以承受反覆的機械性載重。一般來說，骨頭與肌肉一樣，在一般健康及正常情況下承受適當的重力或壓力，能夠透過一定損傷及其修復過程從而變得更強硬。不過，若骨頭和肌肉過度受壓，因為壓力所累積的微損傷就會影響了骨頭的健康，而這段時期就是骨質疲勞性損傷了。骨質疲勞性損傷所造成的問題可以是透過顯微鏡才能看到的裂痕，或是在受壓點出現的發炎症狀，甚至有骨折的可能。這問題可以潛伏在跑者腳部一段時間，如果出現一拐一拐的情況才去看醫生的話，

可能情況就已經相當嚴重了。按照臨床統計，一般跑者都會以為這是腳腕扭傷、小腿肌肉扭傷、大腿肌肉痠痛等痛症，繼而先自行處理及休養。

因此，尋找自己身體能負荷的運動量非常重要。除此之外，上文講到的前腳掌還是腳跟先著地的討論，也是可以參考協助改善骨質疲勞性損傷的方法。超級馬拉松選手（ultra runner）Nick Critchley 以他的經驗和理解指出，骨頭在對外力作出反應時，能否使用其韌性而彎曲這一點取決於著地力道有多大、速度有多快。如果太大、太快的話，骨頭反應不及就會變得脆弱並且緊繃，繼而令到骨頭受壓。換句話說，著地時愈輕力愈好。

沒有足弓的扁平足

對於香港或亞洲，甚至全世界的跑手來說，如果本身有扁平足的話，會是一個大挑戰！畢竟，走路都感到疲累的話，跑步就更為勞累啦。香港骨科醫學院指出，香港的成年人人口當中約百分之十五有扁平足的問題。扁平足的問題一般在小孩身上最為明顯（可參閱〈Bone Resume 8：學生哥〉）。但到底扁平足是怎麼一回事呢？又是如何影響我們步行及跑步呢？

以前，扁平足被稱為「鴨屎蹄」，由於扁平足沒有足弓，與鴨掌的外形差不多因而得名。腳部的結構其實比我們想像中複雜啊！腳部的骨頭由 3 組骨頭組成，合共 26 塊骨頭、三十多個關節，並且有上百組肌肉、筋腱及韌帶，而之所以這麼複雜是因為腳部的作用就是為身體提供重要支撐、平衡及可動性。扁平足的主角──足弓（arch of the foot）由跗骨（tarsals）及蹠骨（metatarsals）所形成。由於腳部的韌帶及肌腱在站立時支撐整個身體的重量，正常來說，人每走一步，體重都會慢慢從腳跟的部分向腳掌轉移，而足弓就是有協助傳遞及轉移這些壓力及重量的作用。在傳遞時，足弓會先變平一些，然後重新彎曲來將壓力及能量傳到前腳掌，到最後由腳趾公發力把腳推離地面。這個協助我們使用兩隻腳走路的腳步結構，從人類演化時就已經埋下契機。臨床研究顯示，足弓的高度與舟骨（navicular）的高度有關。此外，足弓可以再細分成縱弓及橫弓。顧名思義，縱弓就是從腳跟延伸到腳趾方向的腳弓；至於橫弓，如果從橫面看的話，整個腳掌的部分可以呈現半圓頂狀，有點像踏在一個完整球體表面一樣！

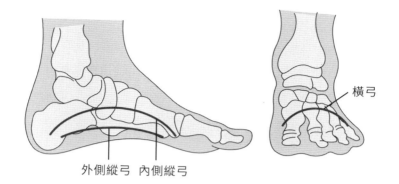

橫弓

外側縱弓　內側縱弓

　　我們正在討論的「鴨屎蹄」就是縱弓塌陷，因此容易出現腳痠、腳跟痛、足弓拉扯的感覺，最終導致足底筋膜炎。香港骨科學院的網站亦有解釋，一般成年人都是屬於有彈性的扁平足（flexible flat foot），不用特別治療，只有小部分有扁平足的人是因為下肢肌肉不平衡或腳腕骨塊融合而失去足弓，繼而變成扁平足。

　　患有扁平足的人士，在身體及腳部的運用上並不會受到限制，但站立姿勢、走路或跑步時有可能較容易出現筋腱及肌肉疲勞，因為扁平足的人跑步時比較難以用腳推動身體向前。足弓的重要性之一是為我們吸收及分散震盪力，若缺乏足弓，便需要依賴腳趾作為平衡。新加坡的竹腳婦幼醫院（KK Women's &

Children's Hospital）發現扁平足人士跑步時受傷的機率，比有足弓的人士只是稍高一點。倫敦瑪麗女王大學（Queen Mary University of London）的研究指出，有扁平足和沒有扁平足的跑手，受傷導致膝蓋痛（patellofemoral pain syndrome）的機率也差不多，而腳部及腳踭的受傷風險都沒有因此而增加。從研究中知道，扁平足對於跑手來說未有太大的受傷影響及風險，不過如果因為使用肌肉不當而扭傷或是因為姿勢等問題而出現重複性創傷，緊記好好醫治。尤其因為扁平足缺乏腳弓，腳部容易出現「內八」的情況，有可能扭到小腿肌肉，甚至傷及腳踭。而如果將所有重量聚集在膝蓋上，也會容易出現膝蓋疼痛、下背痛，甚至關節炎。

當然，有過分平坦的足弓，也有過高的足弓！高足弓（cavus foot or high-arched foot）的人由於腳弓弧度過高，令他們走路或站立時腳步向內翻，亦會出現筋膜炎。不過無論是過平還是過高，都會對脛骨及膝蓋造成一定的壓力及受力風險，因此不要小看足弓這麼微小的人體設計。雖然足弓的缺乏未能經常在骸骨上檢視得到，卻不容忽視它們的存在和長遠的影響，它甚至會於身上留下永久傷痕。

正所謂：「工欲善其事，必先利其器。」運動真的要量力而為及循序漸進地進行，選擇適合的運動鞋及了解自身狀況才能有效面對挑戰及訓練。否則，帶來的反效果不但令運動員更辛苦，還會本末倒置。

聖誕奇遇記

聖誕節是一個充滿魔幻和歡樂氣氛的節日，不如這次我們就從魔法主角們去估計一下他們身體上會有甚麼身份或工作痕跡啦！

寒冷天氣加上聖誕音樂及佈置，令你不論身處哪裡都感受到濃厚的聖誕氣氛，也為你的摯愛及親友營造出溫馨、舒適的氣氛。除了燈飾、聖誕樹、樹下的禮物、聖誕老人外，其實胡桃夾子都是聖誕節的經典角色。

胡桃夾子的牙齒磨蝕痕跡

胡桃夾子的原型，顧名思義是一個胡桃鉗。德國厄爾士山脈是胡桃夾子的著名產地，玩偶被製成擁有大鬍子、戴著高帽的士兵，或國王、憲兵等模樣，並且有在聖誕節贈送胡桃夾子玩偶的

傳統。而著名的芭蕾舞劇《胡桃夾子》就是柴可夫斯基根據霍夫曼創作的童話故事《胡桃夾子與老鼠王》改編而成。故事講述約100年前的聖誕節平安夜，在德國一個叫日耳曼的小鎮裡，住著一個跟家人一起生活的小女孩 Clara，有天她從一位玩具商人那裡得到一個人形胡桃夾子。Clara 很珍惜它，入夜後也對它念念不忘，於是偷偷下床去檢查心愛的胡桃夾子。誰知道，半夜時竟遇上老鼠王大軍來襲！老鼠王帶著它的老鼠兵團「入侵」Clara 的家，而原本放在聖誕樹下的胡桃夾子化身為正義英雄，奮勇抗戰到底，而在寡不敵眾的一剎那 Clara 救了胡桃夾子，逃離後胡桃夾子變身成為了一位英俊王子，並帶著 Clara 到了甜蜜王國參觀！

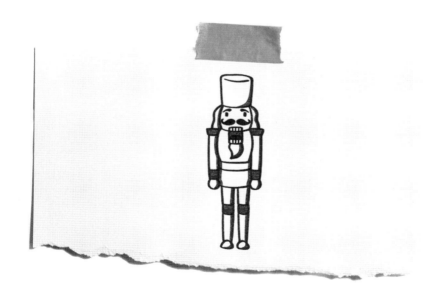

之後，胡桃夾子的形象愈來愈受大眾歡迎，於是有商人按照故事裡胡桃夾子的造型，以嘴巴為開合機關，只要扳動機關便可將胡桃夾碎。縱使胡桃夾子是虛構的，但因為受到魔幻感滿滿的聖誕節加持而廣為人知，形象深入民心，但你有沒有想像過，如果真的有一個人如胡桃夾子般，長期利用牙齒去開果實的殼，他會有怎麼樣的變化及痕跡呢？

首先，檢查一下胡桃夾子的口腔及牙齒狀況。由於胡桃夾子是虛構人物，當然沒有齒科檢查紀錄啦！不過，我們可以從曾經從事相類似工作或以這個模式生活的考古發現推斷一下胡桃夾子的牙齒咬合程度。從出土的人類骸骨及考古發現所得的牙齒分析中得知，如果長時間利用牙齒咬碎如堅果殼般堅硬的東西，我們上下顎的大牙（臼齒）都會有嚴重磨損的痕跡，並且附近的肌肉帶也會異常發達（我覺得與現今胡桃夾子的模樣很相似——下顎位置及線條都很粗壯啊）！這種將牙齒當作我們「第三隻手」（use your teeth as the third hand）的情況其實並不陌生。回想小時候的我們，總會看到長輩們，尤其媽媽或者女士們用牙齒咬斷線頭，線面的技術人員也是用牙齒把線的一端固定好，還有不少人習慣用牙齒咬開包裝等。長時間下來，這些動作都會在牙齒留下痕跡。

同時，亦因為長時間利用牙齒作為開合器，牙齒表面的磨蝕痕跡會比較深或者多。的確有研究曾經倡議成年人透過使用牙齒的磨蝕痕跡（dental wear）去推斷死者或是骸骨的年齡。不過這方法被很多法醫人類學家或體質考古學家所質疑，其中一個原因就是如果死者跟胡桃夾子一樣有著特定的生活習慣，導致牙齒本身的磨蝕痕跡異常的多，推斷出來的年齡範圍就會極度不準確，甚至提供嚴重誤導的資訊，繼而影響找尋死者身份的機會。

叼著煙斗的歷史標記

另一邊廂，在 17 世紀的考古發現中不難找到有使用煙斗習慣的骸骨。因為長期使用煙斗的關係，牙齒要「叼著」煙斗，就會磨損牙齒的琺瑯質。久而久之，這些壓力不單止會在牙齒上造成一個洞，更會將牙齒裡的結構全都暴露在空氣中，最後造成牙齒剝落等狀況。由於在 17 世紀不論男女老幼都有使用煙斗的習慣，這些生活習慣造成的牙齒改變，就成為了一個時代的印記及標記。所以除了以牙齒作為「第三隻手」的行為本身是一個特徵及痕跡之外，從考古或群體（population or macro）角度來看，「第三隻手」、煙斗洞的出現其實是以另一角度記錄有關該族群的生活片段，對於現代人來說是窺探前人生活點滴的一個很好的方式。

如果聖誕小幫手的牙齒有如斯挑戰，那麼聖誕節的主角又如何呢？

我們認知裡的聖誕老人是這樣的：身材圓滾滾的，臉上長著雪白的長鬍子，會背著裝著禮物的大包，黑夜中騎著馴鹿拉的雪橇來到每個乖孩子的家，爬進煙囪裡去，把禮物丟到襪子裡！對於聖誕老人的由來有很多不同的說法，其中一個最廣為流傳的就是關於聖尼古拉斯（Saint Nicholas）的說法。

Saint Nicholas 在荷蘭語被稱為 Sinterklaas，後來演變成現在的 Santa Claus。我們從小認知的聖誕老人形象，大多來自美國詩人克里門・莫爾在 1822 年寫的一首詩 *A Visit from St. Nicholas*，這首詩後來被改編成大家熟悉的 *The Night Before Christmas*。有趣的是，當中詩句的內容，與聖尼古拉斯的故事「不謀而合」！這裡我們先不討論到底有沒有聖誕老人這個本質問題，不如來想想，如果聖誕老人真的存在，他身體上有沒有任何有趣的痕跡，記錄在他的骨頭履歷表上？

聖誕老人的職業性勞損

　　以聖尼古拉斯作為一個出發點，1953 年 5 月 5 日，意大利巴里（Bari）鎮上的一個教堂，因地下墓室滲水影響牆壁跟墓室裡的骸骨，神職人員因此要打開相傳是聖尼古拉斯的棺木。打開棺木後，他們發現有四分之三的骸骨都濕了，故此有部分的骨頭已成碎片，只有頭骨倖存下來，大致完整無缺。按照 X 光跟量度骸骨得知，骨骸主人是一名年齡介乎 72 至 80 歲之間的男子（歷史上記載聖尼古拉斯在 75 歲死亡），身高約 163 厘米，屬於中等身材。

　　聖尼古拉斯的臉比較短及闊，額頭和顴骨也寬，下巴微微凸出。他中等寬度的鼻子有明顯癒合的傷痕，跟歷史中他被一名主教打斷鼻樑的記載吻合。另外也發現此男子因年事已高，所以有蛀牙，盆骨、脊椎骨亦有嚴重關節炎。換句話說，聖尼古拉斯的身體本來已經不是在最理想的狀態，對於要擔任聖誕老人如此體力勞動的工作，身體上會有甚麼相應或其他痕跡呢？

　　按照流傳的說法，聖誕老人長期背著一大包禮物在單邊肩上。我們之前提及的沃爾夫定律（Wolff's law）指出身體會出現一些明顯的變化（可參閱〈Bone Resume 15：WFH 疫情日記〉）：兩側的肩膀、手臂等上肢部分會出現「大細邊」的情況。簡單來說，

背重物的那一側肩膀會比另一側發達及粗壯,兩邊骨頭的重量可能會出現差異。另外,亦會因為聖誕老人經常要拿著這些大包小包在屋頂、樓梯等爬走,大腿的肌肉、股骨等都會因為有長期負重運動而比較粗壯。不過,同時因為派送禮物會大量運用到他老人家的膝關節,如果本來就沒有注意好好保養關節的話,相信有可能會有關節炎啊!

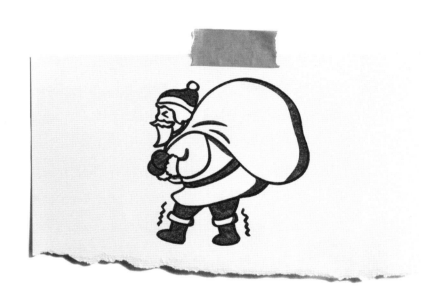

　　另外,由於聖誕老人需要背負很重和很大袋的聖誕禮物跑遍全球,他的脊椎可能出現一個名為薛門氏節點(Schmorl's node)的病理情況。這個病理情況最初在 1927 年由德國病理學家

Christian G. Schmorl 發現及提出而得名。薛門氏節點多半發現於人體胸椎（thoracic vertebrae）及腰椎（lumbar vertebrae）的範圍，為脊椎骨椎間盤凸出至脊椎體內（herniation）的異常情況。成因是椎間盤（intervertebral disc）的軟骨（cartilage）壓迫鄰近的椎體（vertebral body），闖過椎體，向椎體內邁進。如果單看椎體的話，會見到椎體上下兩側往內凹陷。

薛門氏節點不算罕有，部分患者除了會有腰痛的情況，通常都不會有任何其他病徵或痛楚，一般發現這個病理的存在都是因為患者有其他痛症並進行了醫學影像診斷。真正的薛門氏節點成因有多種說法，包括椎體先天性缺陷、脊椎曾經遭受創傷等，而最為廣泛認同的是脊椎長期勞損，因而常見於老年人身上。如果薛門氏節點的位置處於椎體較前的部分，會造成舒曼氏症（angular kyphosis，或稱為 Scheuermann's disease）。這個現象會令患者喪失正常的腰部活動能力，或造成不能彎腰等症狀。不過，如果單憑患有薛門氏節點就推斷死者為老年人就太魯莽了。畢竟，這是一個因為脊椎長期受壓，或於椎體成熟前便開始背負重物勞動工作而造成的現象，這兩個情況都分別於部分年輕職業運動員及年輕農夫身上找到類似案例。

最後一個有關於聖誕老人的說法是他會從煙囪爬到屋內，將禮物放進掛在火爐頂的聖誕襪裡，或是放在聖誕樹下面。按著以上有關聖尼古拉斯的背景資料，再加上推測他可能有的病理現象，筆者怕他通過一個煙囪都需要極大的能量，更遑論要到全世界的煙囪重複做同一樣的事情！

　　我想，我們應該要學會許願，祈求聖誕老人別再送我們沉重的禮物了！

　　聖誕老人騎著鹿車飛過，向每一個乖小孩送上禮物的說法是一個美麗的傳說，但上述的「理性分析」令我們知道聖誕老人這份工作很容易出現職業性勞損，真不好當啊。現實中即使不是真的有聖誕老人、胡桃夾子，但以上的骸骨痕跡再真實不過，世界上真的有很多辛勤工作的人身上都可以找到相類似的痕跡。生活中很多不同職業的人都會出現與聖誕老人身體上一樣的骨頭印記，亦有很多跟「胡桃夾子」一樣的人用牙齒做「第三隻手」，磨蝕牙齒之外，更導致牙痛。

　　聖誕節是充滿歡樂的節日，但大家切勿忘記為我們帶來開心時刻的各個幕後功臣，他們可能都承受著不同的職業性勞損。多

觀察、多關心周邊的人，即使那是我們看不見的傷、聽不見的痛，

透過觀察都可以為他們多想一步，互相關懷才是節日的真正意義。

（此文部分內容曾被轉載至台灣科學網媒《PanSci 泛科學》）

手停口停的辛酸一族

自 2019 新冠疫情開始肆虐，為防爆發及增加感染風險，很多人都被迫在家工作（work from home, WFH），更導致部分行業工作停滯。事實上，不少人並不享受在家工作，他們抱怨 WFH 反而沒有真正的下班時間，繼而導致身體及心理經常處於緊繃狀態。而有些工種根本沒有辦法 WFH，導致手停口停。然而世事總是有得必有失，部分行業大受疫情影響之際，有些行業卻因為疫情而生意大增，尤其網購及物流產業。

職業貨車司機的肌腱和脊椎勞損

疫情令大眾的消費模式經歷了大轉變，不少人都習慣了網購這種新消費模式。我們一直都受惠於物流便捷的時代帶給我們的好處，暢通又快速的物流在疫情期間尤其重要。我們為了減低個人感染風險而轉到網上購物，當我們安坐家中等待收貨時，有沒

有想過背後那一群職工日夜辛勞地工作的情況？特別是駕駛長途貨車或於貨運碼頭等工作的工人，他們一般工時很長，分秒必爭的工作環境亦不允許他們經常停下來休息，在這種環境長時間工作，對他們的身體，尤其骨頭有甚麼影響呢？

2015 年，美國國家職業安全衛生研究所（National Institute for Occupational Safety and Health）的一項研究指出職業貨車司機由於長時間處於坐著的姿勢，除了會影響身體的血液循環之外，亦會影響到睡眠質素，並對骨頭和肌肉帶來健康問題。

在眾多關節及骨頭部分當中，職業貨車司機長時間的工作對脊椎和腳腕造成的影響最為嚴重。首先，由於司機長時間處於駕駛狀態，需要不停踏油門或是煞車，重複又重複地使用腳腕關節處的肌腱，不但造成勞損，甚至會引致發炎。再者，他們長時間保持駕駛的坐姿會施加重量於脊椎骨上。脊椎周邊肌肉缺乏訓練的話，會令到脊椎及背部承重量不足，長久下去會增加脊椎骨受傷的風險，甚至上車、落車這般簡單的動作也有可能造成脊椎骨折。此外，還有因為奇怪及不能靈活運動的坐姿所引致的背痛、肩膀痛，甚至形成令人疼痛不堪的網球肘。這些傷患如果處理不當，不但長期困擾司機的日常生活，更有可能誘發關節炎！

事實上，上述情況不只在職業司機這類人士身上出現，凡是需要長期坐著工作的人都會有類似的問題。因此，最近幾年愈來愈多人倡議使用「standing desk」（升降枱），讓人站著工作以紓緩因為坐著而衍生的身體及健康問題。然而當務之急是，坐著的我們緊記不要完全坐直，也不要彎曲著身體，應該要背靠著一個枕頭之類的東西，輕輕承托著脊椎，這才是保護脊椎的最理想做法。

除了司機，速遞員也是疫情中最忙碌的職業之一。醫護人員固然是守護社會大眾健康的前線人員，然而速遞員也是維繫我們日常生活的關鍵人物，他們在疫情期間仍然進出不同的地方派遞貨物，工作時間甚至比以前更長。每天推著或抬著沉甸甸的貨物挨家挨戶派送，他們的工作辛酸原來已悄悄地在骨頭上留下了痕跡，記錄著他們對我們的付出和貢獻。

速遞員的腰椎和關節痛

速遞員這個工種可以說是一個瘋狂改變身體姿勢的工作，而每一個姿勢對於脊椎，尤其是腰椎都是一大挑戰！如果速遞員是「一腳踢」的話（即還要兼顧駕駛的工作），除了上文講述司機

的腰椎因為長期坐著等同於將體重加於腰椎，容易造成退化的問題外，他們在搬運貨物的時候亦有可能因為姿勢或是用力不當，例如沒有使用大腿的力量搬運而是用腰部發力，又或是在搬運的時候沒有利用背部及上臂的力量，而用了前臂甚至手腕的位置，令到這些比較複雜及脆弱的關節反覆受壓，最後導致勞損，甚至受傷。外國有學術研究曾經貼身追蹤 64 名短途速遞員，當中 12人被錄下日常工作的情況及身體的變化，結果發現，短期性（即不超出 1 星期）腰痛為所有接受觀察的司機中最常出現的症狀。

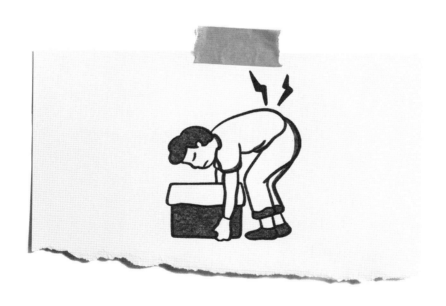

我們每次網購時想問一個確實的送貨時間，客戶服務員總是淡淡的回答：「現在的送貨時間很難說得上啊！」身為消費者，當然想盡快收到自己訂購的貨品，又或是知道大概甚麼時候送貨，可是，一想起速遞員「傷痕累累」的身影，還是叫自己多點忍耐，除了迅速派遞，工作安全也很重要啊！

超市收銀員的股骨和膝關節

除了速遞員之外，疫情期間的高風險工作人員還有超市收銀員。大家還記得居家抗疫時「儲糧」的日子嗎？當時超市的收銀處經常出現長長的人龍，可想而知收銀員的工作有多繁重。他們需要長時間站立，相信大家會想到首當其衝的是靜脈曲張。但除了這影響之外，長時間站立對我們的骨頭又會帶來甚麼影響呢？

人類自演化而來，為了達到兩足主義（bipedalism），我們身體的結構亦經過世世代代做出適當的調整。其中為了承托站立時上半身的重量，我們的盆骨不是完全直立而是稍微向前傾；我們的脊柱同樣不是完全直立，而是有著一個天然的弧度；我們顧骨底部連接脊柱部分的位置也比四足動物的相應位置來得低。這些都是人類演化中為了協助我們兩足站立行動的結果，亦因此不

同的學者認為長期坐著對骨頭的承托是一種壓力，甚至容易引致低腰部分的脊椎退化。

　　不過，長期站立真的是利多於弊嗎？當我們站著的時候，上半身的重量就依賴著我們的股骨及膝關節承托。因此，我們的股骨亦有一個既定的向內角度以協助「卸力」（同時亦因為女士的盆骨相對寬闊，這個股骨向內角度會比男士的大）。除此之外，大部分重量都會落到膝關節之上。所以訓練大腿肌肉可有助於站立的耐力，以及輔助膝蓋支撐身體，減少膝蓋疼痛的可能。換句話說，若日常生活和工作需要長期站立，除了要控制上半身的重量之外，同一時間更要好好鍛煉大腿肌肉啊，不要將所有力量集中在膝蓋，不然很容易會導致膝蓋勞損和關節炎等情況。近幾年香港才開始有人發起為長期站立的職業人士爭取一張凳，又或是增加小休時間。感慨地說，想不到人類自進化懂得兩腳站立活動以來，連最基本要休息的權利都要爭取才有。到底我們人類是真的進化了還是退化了呢？這個問題絕對值得我們三思。

洗碗工的腕隧道症候群

老實說，因為勞動工作而留下的印記不禁令人覺得唏噓。還記得數年前看到很多招聘廣告說以兩萬多元聘請洗碗員，當時身邊很多覺得工作壓力很大的朋友都開玩笑說：「同我返工一樣搵咁多，我仲要受氣啊！我去洗碗好過啦！」大家可能都會覺得洗碗是很簡單的低技術工作，但現實是這份工作對身體的勞損程度比很多行業都要高，可說是「一分辛勞一分收穫」！除了因為要搬運沉重的碗碟而有可能誘發如〈Bone Resume 5：媽媽的無聲損傷〉中提及的網球肘，於門診最常聽到的還有腕隧道症候群（carpal tunnel syndrome, CTS）。

腕隧道症候群的患者因為手腕內的正中神經受到壓迫，而令正中神經負責管理的食指、中指及大拇指產生疼痛、感覺異常，甚至無力等相關症狀。手腕的感覺會跟手肘的相類似，兩者不適的原因都來自於韌帶操勞過度或是不正確使用，因而導致發炎，正中神經被周邊發炎的韌帶壓迫，繼而出現以上的狀況。腕隧道症候群較多出現在製造業的工作者身上，或是需要經常重複使用手腕工作的職業，例如文書或文職人員、電腦工作者、機械技工、木匠、搬運工人等。治療的方法有很多種，一般分為藥物治療及手術治療，不過無論是哪一種，要避免或減慢病症惡化情況，減少長時間進行這類重複性的手部動作才是最根本的治療及預防方法。

除了以上提及的 CTS 之外，因為工作需要不停重複某些動作而造成勞損，甚至出現關節炎也是很常見的。洗碗工身上經常出現兩種關節炎，分別是類風濕關節炎（rheumatoid arthritis, RA）和關節炎（osteoarthritis, OA）。雖然前者稱為類風濕關節炎，但與關節炎是截然不同的病理。類風濕關節炎為自身免疫性疾病，通常在手腳等小關節發病，最初是由關節疼痛開始，然後兩手會慢慢地及對稱地出現症狀，甚至變形。按照研究，女性發病的機率比男性高，有推論是與荷爾蒙有關係。有時候，患者會出現發熱、疲勞等症狀。而另外的「真・關節炎」，可以是因為不同原因所引致，包括創傷、勞損、感染等，而隨著環境和溫度變化，有可能影響到患者血液運行的情況，而令關節出現不同程度的疼痛。華人社會中，會以「風濕」去形容這情況，而從中醫角度看，這跟長期接觸水氣而導致外邪入侵有關；但在西醫角度來看，例如從骨科或病理的角度出發，則沒有確實有結論性的關聯。

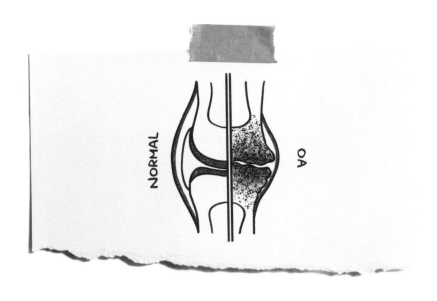

　　手停口停一族又豈止以上提及的幾個工種？上述的例子只是
為了展示透過一些因為工作及勞動而在身體裡產生的「痕跡」，
可以讓我們知道逝者生前從事甚麼類型的工作為主，以及其生活
是有多勞碌。每個人都有自己生活、工作的難處，這個世界總是
「你睇我好，我睇你好」。在自己營營役役的同時，不妨也為周
邊的人設想一下，簡單有如記得不是每個人都可以在辦公室或餐
廳裡舒適地享用午餐，以同理心相待，是最簡單和最基本的互相
尊重。

WFH 疫情日記

Bone Resume 15

自從 2019 年年底出現了新型冠狀病毒,大家在往後幾年的生活都因為疫情而出現了明顯變化。以往每天營營役役地迫地鐵、巴士上班,疫情肆虐期間不少公司也實行了「在家工作」的模式,交通工具於繁忙時間都可以「任坐」,猶如「都市奇景」。香港這個享譽全球的美食天堂,往日食肆燈火通明的日子不再,很多餐廳甚至選擇不做堂食只做外賣,更莫論當中不少要結業收場。從每週一到週五打工仔的訴求都只是上班的日子,到在家工作幾乎一整天都與電腦為伍。3 年後疫情逐漸紓緩下來,正當大家以為生活可以重回正軌的時候,原來很多事情和習慣已悄悄地改變,例如很多企業都在疫情期間帶頭要求僱員以健康為重而轉為「work from home」(WFH),甚至現在仍有公司維持 WFH 的工作模式。究竟這一場疫情、這一段長期在家工作的日子,在我們身體上,尤其是骨頭上有沒有留下甚麼痕跡呢?

WFH 的重複性勞損

按照沃爾夫定律（Wolff's Law），骨骼會適應所在部位需要承受的負載，如果負載適當地增加，骨骼也會慢慢變得強壯來承受重量。這定律不只適用於骨頭，亦適用於肌肉，從而可以推斷骸骨主人的慣性活動甚至職業。這些都可以協助重組一個人生前的生活習慣，換句話說，適當地在骨頭及肌肉上施加壓力可以令它們變得更堅韌、強壯。除此之外，因為長時間運用同一組肌肉及骨頭，甚至關節，因此骨頭有可能出現骨質增生。這種情況可以說是骨頭與軟組織的自我協調及彌補的機制。法醫人類學家或是生物考古學家就是透過這些細微痕跡來獲取有關亡者生前一些勞動資訊，或是用以推測其從事的工種。

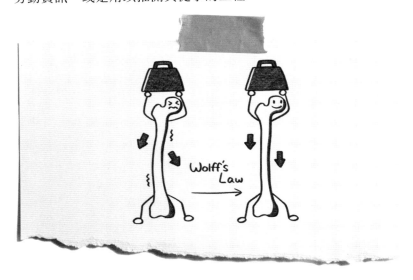

在 21 世紀，尤其最近十多年，愈來愈多工種甚至活動都依賴著電腦的使用而導致身體出現不同程度的傷害及肌肉損傷，這些因為重複使用、壓迫甚至長期固定姿勢所引起的肌肉骨骼系統或神經損傷，被統稱為重複性勞損（repetitive strain injury, RSI）。而絕大部分的 RSI 症狀都會出現以下幾種情況：痠痛、疼痛，甚至肌肉無力，而且疼痛發作的頻率會愈來愈頻繁。

由於電腦的設計不太符合人體工學，所以長期使用電腦的時候，其實等於將身體放置於一個奇怪姿勢。這樣的姿勢造成最常見的毛病就是網球肘，因為長期重複使用手腕或是用力過度所造成，在主婦或部分運動員身上也十分常見，亦有人因為抓握滑鼠的動作不當或長時間維持同一動作，造成俗稱的「滑鼠手」，即〈Bone Resume 14：手停口停的辛酸一族〉提及的腕隧道症候群。另外一個常見的情況就是因為長期坐著用電腦而令背部的支撐及弧度都出現變化。這些不良姿勢當然不只限於長期工作的上班族，更對學生造成嚴重影響，因此亦有人稱之為「學生病症」（student syndrome）。長期坐著會對椎間盤造成壓力甚至導致移位，以及導致低腰的韌帶撕裂，或是旁邊的肌肉因為沒能提供足夠的承托而發炎。不要以為「頭痛醫頭、腳痛醫腳」就可以了，這些因為長時間使用電腦的傷害，可以說是「牽一髮動全身」般，對身體造成大幅度的影響。

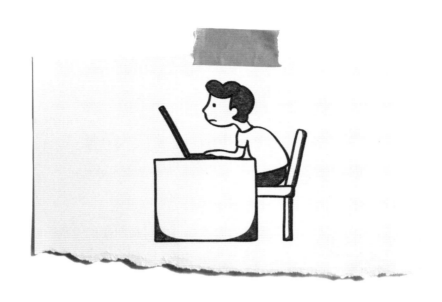

「低頭族」的骨頭時代標誌

過去 10 年間，有不同學者都在生活中觀察到這些細微的變化，並去信到各大學術期刊，希望喚起同業的關注及討論。其中，有些因為電競及電視遊戲而衍生的損傷，更索性以遊戲機的名稱來命名。若干年後我們的後代回頭檢查我們的骨頭時，相信會有很多有趣的名詞或是發現，它們都見證著現在的我們是如何生活。

我相信後世在我們這一代的骸骨上找到的標誌性特徵就是骸骨頸椎都有過度磨損的情況，即俗稱「低頭族」（text neck）的症狀。「低頭族」的脖子因為長期承受著人頭幾十磅的重量，造

成提早虛耗、骨頭磨痕，甚至需要以手術整治。有醫學人員說過，你每低頭 1 吋，在背脊的壓力就雙倍！還記得〈Bone Resume 9：後生仔世界——年輕一代的骸骨挑戰〉曾提及將 60 磅的小孩放在你的脖子上至少幾個小時的比喻嗎？

瑜伽運動的健康風險

讀到這裡，平躺放鬆一下頸部肌肉可能是一個好選擇。抗疫期間除了激發和煉成了不少「抗疫廚神」外，更間接令市民開始尋求在家做運動的可能性。拉筋、瑜伽等這些不需太多空間的運動當然是首選。

一直以來都有研究顯示瑜伽可以增強骨頭的強韌度，對於骨頭及肌肉的健康有著顯著的作用。不過，最近亦有研究顯示有些瑜伽姿勢其實對骨頭有嚴重的影響，甚至導致骨折，尤其是骨質疏鬆（osteoporosis）和骨質減少症（osteopenia）的患者。

人的骨頭分為皮質骨（cortical bone）和海綿骨（trabecular bone），而平常負責充當氣墊的是海綿骨的部分。骨質疏鬆的患者就是因為海綿骨流失，導致骨頭的氣墊減少，繼而容易變得脆

弱及折斷，令患者步入骨質減少的情況，最後演變成為骨質疏鬆症。瑜伽雖然有效鍛煉身體靈活性、柔軟度、強度及平衡力，亦有研究顯示瑜伽可以有效防止骨質疏鬆症等，不過近年有不同個案及報告顯示瑜伽中的部分姿勢及動作容易造成輕度肌肉撕裂，甚至骨折。

瑜伽及骨折的關聯性尚沒有透過科學研究作詳細了解，但近年有美國研究團隊趁機分析了梅奧醫院（Mayo Clinic）從 2006 年到 2018 年因為瑜伽所衍生的痛症而求診的 89 位人士，當中包括初級至高級不同訓練程度的訓練者，他們都分別有背部、頸部、肩膀、盆骨及膝蓋的痛症。而在進行有關痛症的個別諮詢時，參與研究的人士都分別指出 12 個瑜伽姿勢導致或令到他們痛症加劇，尤其與背部動作相關。在調查的最後，更發現這些姿勢有可能引致 29 種不同的骨頭創傷，包括椎間盤磨損、骨椎移位、壓迫性骨折（compression fracture）等。瑜伽是頗受歡迎的伸展運動，屬於靜態伸展的一種，但大部分都有超伸（overstretch）的風險。由於瑜伽有一定的理想姿勢，很多鍛煉人士不清楚自己的身體負荷能力及極限，以不正確的體位運動而導致原本要伸展的肌肉群更為緊繃，甚至受傷、發炎。其中一個在國外最常聽到的是「瑜伽屁股」（yoga butt）。瑜伽屁股亦成為「dead butt syndrome」（直譯：死屁股綜合症），為臀中肌肌腱病或臀肌遺忘症的另一名稱。牽涉

的膕繩肌（hamstring）在坐骨附近受到刺激或發炎，雖然其誘發原因牽涉很多不同因素，但在現今社會當中，久坐就是其中最主要的原因。因為人類一直以來都不是久坐動物，長時間坐著會導致背部壓力及周邊肌肉僵硬、疼痛，而如果因此再進行瑜伽訓練，很容易會出現急性損傷。當然，這個研究並不是要否定瑜伽對於我們身體的益處，也不是要禁止骨質疏鬆及骨質減少症的人士練習瑜伽，只是想提醒部分姿勢對他們來說有一定危險性。他們可以選擇做一些能達到類近效果而不會添加受傷風險的動作，不應固執地以一套方式練習到底。瑜伽屬於過度伸展的運動，大家記得在進行時要量力而為，循序漸進啊！

爬山要懂的護膝咒語

疫情期間很多地方都實施隔離政策，令大部分人幾乎無法外遊，於是大家在假日時都喜歡往郊外遠足、行山，探索香港。還記得有一段時間，假日裡位於新界東北的流水響，人流比旺角還要多呢！甚至有網民發現有上班族為避開週日行山的人流而於平日辦公時間實行「work from hill」！

行山的地點是否容易應付視乎山徑狀況和行山者的能力而有所不同，如果選擇一般行山徑就相對輕鬆易行，但如果要向高難

度挑戰，選擇需要手腳並用那些有點崎嶇的路線，對於腳力及體力的需求都會高很多，除了要學習如何保留體力之餘，亦要好好鍛煉和運用肌肉來支撐身體，尤其要保護膝蓋這個重要關節。有需要時可借助合適的工具，例如行山杖和行山鞋可減輕下山時對於腳部及膝蓋的影響。

膝蓋是人體中最容易退化的關節之一。膝蓋是一個負擔相當重，且運動量相當大的關節。在平地走路時，膝關節承受著體重的 2 倍重量。而在爬山時，因為上坡及下坡的傾斜度等原因都會增加負擔，因此容易加速原本已有勞損的膝關節退化。為了保護這個關節，必須正確使用臀大肌（glutes）作為協助，並掌握重心轉移的技巧，減少因為爬山對膝蓋造成的壓力。長期單純使用膝蓋作為支撐的話，除了對膝蓋造成負擔，更有可能誘發關節炎等症狀，對於長遠的生活品質造成威脅。

要時刻提醒自己不要單純以膝蓋做支撐，其中一個最容易記住的竅門就是「用腳踭行路」，並且注意膝蓋不要向內偏，造成膝蓋外翻（knee valgus）[1]的情況。膝蓋外翻一般發生在動作垂直地面為導向的活動。膝蓋外翻誘發於髖關節進行屈曲時（例如蹲下），因為重心不穩及重力導致髖關節處引起內旋而引致膝蓋及腳趾往同樣方向內旋。而由於女性的 Q-angle 角度[2]比男性大（16

度：12度），本身就已經有外側的傾向，因而膝蓋外翻經常發現在女性身上，或臀大肌、臀中肌無力者。在上山的時候，必須要全腳掌落地，令換腳時所有相連肌肉可以協助支撐重量，並且另一隻腳必須在提腳前伸直，協助重量轉移。同樣地，下坡時，腳掌必須要全掌踩地，令重心保持垂直。另一隻腳亦需要先彎曲降低重心，減少膝關節因為重心轉移而受傷。

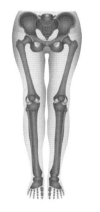

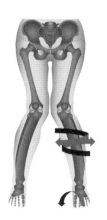

正常　　　　　膝蓋外翻

---

1. 膝蓋外翻亦有人稱為膝蓋內夾，但前者才是正式用語，我們看來的膝蓋往內夾，但其實膝蓋以下至小腿遠端是向外的，因而會有看似相反的效果，所以兩者意思是一樣的。

2. 髖關節的髂前上棘中間連接股骨之後，再連接到髕骨，最後再到脛骨，而髕骨的交接處正是測量 Q 角度的位置。角度愈大，潛在的傷害就會愈高 。

行山的專用步伐其實也適用於樓梯或是平常的上下斜路之用，能夠減低對膝蓋的壓力。理論或許是明白了，但在最初一兩天爬山後也難免會感到膝蓋痠痛，始終理論和實踐是兩回事，例如在別人的提醒之下才想起如何正確地運用肌肉，步姿也要按照個人需要而作出調整。萬事起頭難，不如就先記著這一句——「要腳掌先落地」，它是拯救膝蓋的有用咒語啊！

　　現在來談論從骸骨看出疫情所帶給我們的痕跡可能言之過早，甚至未必會在骸骨留下很多能給後人分析、觀察得到的痕跡，但從疫情前後的生活對比，可以看出原來人的生活習慣的確是隨著生活環境、周邊事件等不同而出現變化，只是當要在骸骨上留下痕跡的話，需時要更長。這也是從骸骨分析痕跡的一個重要盲點：如果改變、活動、壓力痕跡來得快去得亦快，在骸骨上留下痕跡的機率就愈低。所以如果像 WFH 這類突然來襲又歷時不長的生活改變模式，或許等不及骸骨留下有跡可尋的證據，一切就已經完結了。從考古或法醫人類學角度來看這是人骨學的悖論（osteological paradox）之一，亦是考古及法醫人類學的限制。不過，即使在骸骨上看不到痕跡，大家以不同方式、載體、文字去記錄過去 3 年疫情生活，也是在共同編寫了人類發展的歷史。

Bone Resume 16

謀生的壓力

我們的飲食習慣及生活習慣與祖先的非常不同，從自行狩獵到耕作，再到現在大規模生產的覓食模式，我們的身體都作出了不同程度的適應。可惜的是，儘管四周環境已向我們提供不少提示，但身體作出改變始終需時，往往未能立刻趕上。在 12,000 年前，人類開始了飼養動物及自行種植的生活，這些都改變了我們的生活，並且令我們的食物生產模式作出前所未有的轉變，包括砍掉樹林、興建水井，同時令人類接觸以水傳染的疾病及寄生蟲。另一邊廂，生活模式的轉變亦吸引了蚊子的注意。

遠古時代已出現瘧疾

最近考古生物學的研究發現，現時依然肆虐的瘧疾（malaria），原來在超過 7,000 年前就已經影響人類聚居的群體。紐西蘭的奧塔哥大學（University of Otago）的解剖系博士 Dr.

Melandri Vlok 指出是次發現是一次非常有突破的研究，因為影響了對整個有關於人類與瘧疾的關係的了解。Vlok 指出是次研究證明了至少在東南亞地區推翻了最初瘧疾是因為農業出現而誘發疾病的說法。

瘧疾到今天依然是一個對人類影響非常大及死亡率非常高的疾病之一。截至 2019 年，世界衛生組織（簡稱世衛）指出全球一共還有二億二千九百萬宗瘧疾個案，當中百分之六十七與瘧疾有關的死亡個案更是 5 歲以下的兒童。瘧疾個案在考古上沒有明確的紀錄，不過這疾病隨著不同環境甚至壓力而轉變，並在一些史前的骸骨上看到了一些與瘧疾有關的病變痕跡。由於部分人的基因出現突變，增加了患有和遺傳地中海貧血（thalassemia）的機率，而這基因病症卻某程度上會減輕瘧疾的病情。

過去瘧疾的基因在東南亞及太平洋地區比較兇猛，對這兩個地區造成嚴重威脅，但絕不能因此視這些地區為人類感染瘧疾的源頭。Vlok 與團隊的研究找到大約 7,000 年前來自越南有關於地中海貧血的案例，考古遺址位於當時狩獵採集者（hunter-gatherer）的社區，這時期遠早於此區域耕作的出現。在世界的某些地區，刀耕火種（slash-and-burn agriculture）這種耕作方法會構成一堆積水，吸引帶著瘧疾的蚊種去產卵。而在東南亞地

區，這些有瘧疾的蚊種是森林中最普通不過的常客，而人類只要在森林中出沒，難免會遇上牠們。因此，在農耕出現之前，這些負責攜帶瘧疾的蚊子其實已經與人類共存。

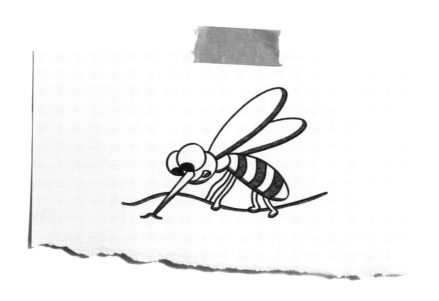

現時可以透過微觀技術去調查那些被斷定為地中海貧血症的骸骨，並研究骸骨上的一些相關病理變化。在 2015 年，Vlok 與團隊初次意識到狩獵採集社區的骸骨上有些相應的地中海貧血變化，但由於骸骨的保存狀況不是很好，因此不敢妄下結論。隨後團隊找來澳洲的教授用顯微鏡觀察，發現這些來自越南古代時期的骨頭標本上都有一些異常的孔洞（abnormal porosity），與

現今地中海貧血病人的骨質流失及孔洞化的相關變化互相呼應。除此之外，Vlok 在完成她的博士研究時，同樣在越南找到約 4,000 年前同地域的農耕遺址骸骨，也有著與 7,000 年前找到的同樣骸骨變化。綜合兩個研究的發現，間接展示了瘧疾在東南亞的悠久歷史，情況更一直維持到今天。

古代人和現代人的關節炎

有很多病理看似是現代才出現，但如果從考古的遺骸及相關歷史文獻的細心考察來看，很多病歷在古代已出現，甚至比我們想像之中更早！參透這些病變的變化過程，有助我們了解當中的演變過程及相應處理方式。以上述提及的耕作、施工等舊時工作方式為例，勞力耕作增加了關節的負擔，並且帶來相關的病理，包括關節炎。根據考古發現，關節炎的痕跡早已出現在來自新石器時期的骸骨上。耕作導致重複性使用關節，以致在骸骨上找到關節炎痕跡。現今已沒有多少人從事耕作，關節炎患者仍大有人在，成因卻是過重、癡肥等，除了因為體重增加了關節的負荷之外，更重要是因為飲食的改變。飲食模式改變，以穀類作為主要食糧而增加了碳水化合物的吸收，最後因為代謝時產生的糖分導致出現蛀牙的機率增加，並且誘發了與飲食相關的代謝病。除此之外，因為這些高糖飲

食，導致脂肪細胞以輕微發炎症狀來回應高血糖。因此，糖尿病亦是導致關節炎的危險因素之一。根據統計，如癡肥人士帶有膝關節炎，一般都是因為他們有久坐的生活習慣。這可引申推論如缺乏活動的話，就有可能提高體內發炎風險。

　　飲食和生活習慣的轉變，亦導致人類暴露在寄生蟲等威脅下，此變化被稱為流行病學轉變（epidemiological transition），改變了人類的發病及死亡率。往後歷史中的工業革命，成為了人類歷史上的第二次流行病學轉變。因為工業革命的出現，導致社會上的貧窮人口、郊外人口等因為缺乏醫療輔助而雙重暴露在受感染的危機下。回想過去 3 年的疫情時期，影響最深的也是社會上的基層人士。疫症可說是人類社會不公平、缺陷的一面鏡，以人民性命來揭開社會的真實狀況。

造成骨質疏鬆的不同因素

　　骨質疏鬆（osteoporosis）是指骨頭的內平衡（homeostasis）失衡。嚴格來說，骨質疏鬆是因為骨質吸收大於骨質沉積，因而造成骨頭密度降低，繼而造成骨頭的韌性亦相對下降，增加受傷、骨折的風險。骨質疏鬆可以分兩種，其中一種為原始性，它與年齡有

關，常見於女士更年期後（postmenopause）。而另一種就是繼發性的，它的出現是由於潛在的病理或創傷，甚至營養不均衡等因素所引發的。除了這些原因之外，某些代謝病或阻礙製造骨膠原的病理都會引致骨質疏鬆，例如維生素C及D缺乏症（可參閱〈Bone Resume 18：時代變遷的見證人〉）。不過，撇除這些病理情況，最常聽到骨質疏鬆的出現都是跟年齡有關。

生活模式的改變所帶來的骨質疏鬆，除了對身體造成生理壓力之外，對於患者的身心健康，以及長遠的生活品質都有著龐大影響。由於骨質密度降低，繼而導致骨頭的強度下降，容易造成大大小小的骨折，其中一種最常聽到的是 Colles' fracture，中譯柯力氏骨折，即是手腕骨折。年紀老邁和骨質疏鬆，兩者之間的確是有關聯的。由於老人家的骨頭骨質密度低及比較脆弱，跌倒導致骨折或受傷是很常見的。以外國一個研究為參考，跌倒成為64歲或以上長者受傷排行榜之首。研究亦發現長者因跌倒而骨折的高度不高於4呎，換句話說，這就等於在路上走路時跌倒在街上的情形。這種跌傷令老人家很多時候都會造成手腕骨折——基於反射作用，人在跌倒時會自動以雙手撐著地面，可是因為老人家的骨頭脆弱而不能承受跌倒的力，因而容易骨折。值得注意的是，同類型的骨折如果在年輕的成年人身上發生，多半都是因為

高速造成的撞擊意外，例如交通意外等。除了手腕之外，脊柱都
會因為骨質疏鬆而出現骨折。

骨折造成的生理和心理影響

　　根據世衛統計，因為骨質疏鬆引起的壓迫性骨折，發生率最
高的部位就是脊椎。通常出現在年長的患者身上，65 歲的患者佔
約百分之二十七。骨質疏鬆引起的脊椎壓迫性骨折（compression
fracture）會造成脊椎塌陷，脊柱變形，並會縮小腹腔及胸腔空
間，繼而影響肺功能。統計上更指出脊椎壓迫性骨折患者在病發
後第 4 年或第 5 年死亡的比率，比髖關節骨折的患者高，由此可
推論此病理除了生理影響（行動受限）外，亦會對病患造成心理
影響及憂慮。除了脊椎外，髖關節也是因為骨質疏鬆而出現骨折
的常見部位之一。與脊椎一樣，因此而造成行動不便等精神心理
憂慮，對患者的健康有著嚴重影響。

　　除了年紀，營養也是另一個導致骨質疏鬆的重要因素。如果是
營養不良的話，有可能在飲食當中攝取不夠鈣質，繼而令骨頭不健
康。有研究指出，城市及近郊的族群攝取相類似的營養，但近郊族
群的骨頭骨質密度較高，基於沃爾夫定律（Wolff's law）推測，

這跟近郊族群的日常生活方式有關，例如較多運動、吸收較多陽光等，因而令骨頭比較強壯。如按此推論，3 年的疫情以來，很多人（特別是老人家）的骨質密度及肌肉量有可能因為社交距離措施而大大下降。即使現在已經步向復常，對於他們的健康及精神狀態都必須提供額外關注，令他們得以重拾疫情前的生活步伐。

　　總括而言，因為生活、謀生而衍生的壓力，除了在骸骨上可以看到一二之外，其實心理上都會留下痕跡。可惜的是，骸骨的壓力我們還可以藉著不同科技和研究去協助分析，心理壓力卻容易被忽略。在進行分析或是看到逝者的經歷時，不妨換位思考，注入同理心及溫度，感受他人的生活。

Bone Resume 17 白色瘟疫的痕跡

德國出生的醫生 Carl Tanzler（或稱為 Count Carl von Cosel，「Count」於歐洲為貴族稱號）於 1927 年接下了佛羅里達州一所醫院放射性治療師（radiologist）一職（亦有資料說他其實是一名細菌學家）。Carl 於工作中一直表現得安靜沉默，直到他遇到這個另類愛情故事的女主角——年僅 21 歲的古巴美女 Maria Elena Milagro de Hoyos（下簡稱 Elena）。當時肺癆（即結核病，tuberculosis）於美國肆虐，Elena 不幸染病到醫院檢查，治療期間遇上了 Carl。Carl 一看到 Elena 就已經被她的美貌所吸引，一見鍾情，甚至認為已遇上了一生所愛。Carl 覺得 Elena 簡直是他幻想中的夢中情人落入現實之中！他決心要傾盡所能去醫治 Elena，即使耗盡家財也在所不惜。可惜，肺結核自 18 世紀的歐洲開始，就已經為致命疾病，Elena 最後也撒手人寰。在 18、19 世紀不乏這類故事，到底為甚麼肺結核流行會成為人類歷史上一個重要時刻及印記呢？

肺結核的由來

　　肺結核，很多人都以為單純是工業革命下，都市化高速進行和人口變得稠密而引致，其實早於這之前，肺結核已經是隱形殺手（能於每 7 個人當中殺死 1 個）！結核病的英文為 tuberculosis，俗稱 TB，「tuber」是指塊狀的根莖植物（如花生、松露等），而因為解剖屍體時在受感染的部位發現一些堅實的白色團塊，且多半在肺部發現，所以稱之為肺結核。結核主要由結核分枝桿菌（*Mycobacterium tuberculosis*）一系列桿菌感染引起，雖然它的繁殖速度很慢，但是對外的抵抗力很強且潛伏期長，因此使用常規抗生素並不能殺滅它，需要使用多種藥物長時間治療才能避免復發。透過細菌的「基因圖譜」追溯到這種細菌的祖先遠至古羅馬時期，而這古老的慢性傳染病，直到現在為止依然普遍存在於世界上的角落。雖然說，透過基因圖譜可以找到來自古羅馬時期源頭，但在考古發現中，原來新石器時代（Neolithic）的人類遺骨和埃及木乃伊關節中已出現結核分枝桿菌的蹤影。而最早提及結核病的文獻則來自 3,300 年前的印度與 2,300 年前的中國。除此之外，不同的文明都有記錄結核病的蹤影，例如古羅馬人稱它為「tabes」，醫師 Celso、Aretaeus of Cappadocia 及 Caelius Aurelianus 都記載了羅馬帝國存在結核病。考古學家在歐洲出土的骸骨甚至記載中發現了大量的結核病特徵，大都來自公元 5 世

紀羅馬帝國沒落時，顯示當時曾出現結核病大流行。到歐洲中古時代，曾經記載過比較特別的結核病「scrofula」——即頸部淋巴結核（TB cervical lymphadenopathy）。這種疾病又稱「國王病」（King's Evil），當時傳統醫治此病的方法，是靠「皇帝的觸摸」（king's touch）以及由他贈予金幣。從 16 世紀起，這種療法曾在英國和法國盛行。「Scrofula」大多會自行消退，人們卻深信是皇帝的觸摸治癒了他們。英法君主亦乘機利用此機會顯示其政權的合法性。

結核病不止出現於肺部

　　結核病是一種經過空氣傳播（airborne transmission）的疾病，由於主要感染肺部，因此稱為肺結核（pulmonary TB），俗稱「肺癆」。事實上，結核病可以發生在人體任何器官或組織，如淋巴結、腦膜、胸膜、腎臟、皮膚、消化道、泌尿生殖道等，統稱為肺外結核病（extrapulmonary TB）。一般感染肺外結核主要透過兩個途徑：結核菌直接進入器官造成感染，或是經由肺部感染後透過血液進入器官造成感染。前者可能性較低，造成肺外結核的機率亦比肺結核相對較低。不過，雖然有擴散風險，但大部分個案都會在原位病發階段就已經痊癒。由於結核分枝桿菌

可以感染所有身體組織，骨頭、關節、筋腱等也不例外，造成「骨結核」，而分枝桿菌又恰巧特別容易感染脊椎、骨髓和椎間盤，引起結核性脊椎炎（TB spondylitis/spinal TB）。

結核分枝桿菌對身體造成的影響都默默地寫在骨頭上，其中以肺部結核病的肆虐最為嚴重和普遍，大概有一半死於肺結核的人都會在骸骨上找到有關線索。按照 Aufderheide 和 Rodriguez-Martin 於 1998 年發表的研究統計，第一節腰椎是最為普遍，上下的椎骨都會受到波及，佔有個案比例為百分之四十八，其次是佔百分之四十五的胸椎，相信是因為這兩個部分最接近肺部。所以，最常找到結核病的身體部分必定是脊椎及連接脊椎的肋骨，但這並不是理所當然。在南非，結核病患者頭部會出現溶解性病變，脊椎骨病變反而變得罕見，取而代之的是肋骨及頭部。如肺部受感染並且透過血液擴散，肋骨及頭部必定首當其衝受影響。

骸骨上找到的結核病痕跡

2016 年的一份學術文獻記錄了在英國找到的一副 19 世紀的男性骸骨，在他的骸骨上有穿著過馬甲的痕跡，而這名男子的肋骨呈現了奇怪的角度——彷彿被一股外力推壓過。骸骨正好展示

了這個病症的症狀，相信當時的骨科醫生都會叫病患穿起馬甲以改善姿勢。另外，胸椎的後面亦出現異常的角度改變。這些現象都與長期使用馬甲而造成的改變吻合。

　　此外，研究人員更在骨頭上找到危及生命的疾病的痕跡：幾乎所有腰椎的部分完全受破壞，腰椎的第一及第二節都因為脊椎骨扁塌而融合在一起，相關的病變亦在胸椎找到。這種脊椎骨塌陷的情況就是因為結核病（或概括來說：肺結核）令脊椎骨椎體受到細菌攻擊，出現溶解性病變或破壞（lytic lesion）（可參閱《屍骨的餘音 3》第五章〈Cookies and Cream〉）而導致塌陷繼而引致駝背（kyphosis）。如果擴散到相鄰的椎間盤，就會因為椎間盤組織缺乏血液供應，導致壞死或受損造成的脊骨扁塌（vertebral collapse）。

　　的確，研究發現如果出現骨結核的情況，通常會影響到 4 塊骨椎體，而骨質重生更是罕見的現象，又名博特氏病（Pott's disease）。當然其中另一個病理可能是維生素 D 缺乏症所引起，但在骸骨上沒有相關線索，所以可以排除這個可能性。脊椎出現這種病例會導致脊椎椎體受壓，繼而令病患的活動靈活度受到限制，壓迫椎間及脊髓神經，導致下肢乏力，甚至癱瘓。

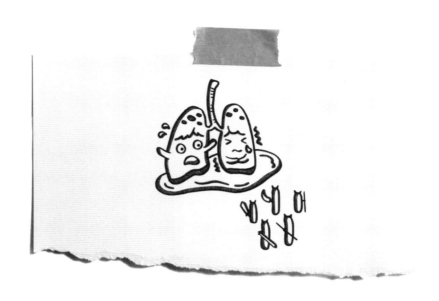

被浪漫主義「美化」的結核病

在 18 至 19 世紀，隨著英國工業革命起飛，這個革命成為了現代時期的分隔線。隨著工業蓬勃發展，經濟亦好轉，歐洲大量農村人口湧入城市，居住環境擁擠，可是並沒有改善到當時的衛生環境及民眾的營養攝取。同時，亦因為工業發展令空氣污染問題嚴重，加上城市人口急升，居民普遍缺乏免疫力，因而令結核病在歐洲迅速蔓延，造成大量死亡，當中大部分都是年輕人。當時由於患者皮膚極度蒼白，1861 年美國醫生 Oliver W. Holmes 以「白色瘟疫」（the white plague）一詞語形容結核病流行的

嚴重程度。另外，「白色瘟疫」亦帶有年青、純真的意味，令人聯想到患者表現出一種瘦弱和憂鬱的形象。

　　會產生這樣的聯想，是因為肺結核曾經是浪漫的符號。18 至 19 世紀為歐洲浪漫主義（romanticism）時期，同時正值結核病流行，很多藝術家都感染此症，甚至因其而死亡。結核病本身會令人消瘦，臉色和皮膚變得蒼白，但同時因為頻繁的發低燒而令瞳孔散大，眼睛閃亮，面色亦因低燒而變得相對紅潤，加上手帕染有咳嗽出來的血，整個畫面就成了愛情、浪漫、激情的象徵。結核病被詩人、作家渲染了浪漫色彩後，19 世紀的英國詩人拜倫（George Lord Byron）甚至曾經向友人表示希望自己可以死於結核病！到 19 世紀中葉，維多利亞時代的女性可能因為經歷了長時期的疫症，早已視結核病為新常態（new normal），更將結核病的病徵視為美麗的標準，紛紛透過時裝、打扮、化妝仿效和強調這些病徵。正如本來穿馬甲的作用就是令脊椎塌陷的患者可以改善生活，現在卻變成了時尚單品。

預防結核病的疫苗

　　卡介苗的出現及藥物治療令全球結核病個案和死亡率大幅下降。卡介苗早於第二次大戰後開始在歐洲使用，而世界衛生組織則於 1970 年代廣泛推廣各地人民接種。然而自 1980 年代末期，結核病患病及死亡率有回升的跡象，而因為人口老化、人口流動增加，耐藥性的結核菌隨之出現。1951 年，骨科正式抵達香港，在此之前，所有骨科相關的病症都屬於外科手術的範疇。香港大學醫學院的骨科及創傷科正式成立，由英國抵港的 Dr. A.R. Hodgson 管理。在 1956 年，Dr. Hodgson 團隊研發了手術技術可以將肺結核造成的脊椎塌陷修復，一改以往脊椎手術從後入手的習慣，從病人前方接觸下榻處，清除內裡已經壞死的組織，除去骨頭內及周邊的膿腫（abscess），將體內其中一段假肋骨[1]（false rib）段移植到塌陷脊椎部分以撐起塌陷之處，並且將此手術命名為「Hong Kong Operation」。自此，此手術取代馬甲成為治療肺結核的黃金標準，後來更出現改良版本，令香港的骨科研究登上國際舞台。隨著年幼兒童接種卡介苗的比率不斷提

---

1. 假肋骨（false rib）為胸腔裡面 12 條肋骨中的第 8 至第 10 條肋骨；第 1 至第 7 條為「真肋骨」，是直接與胸骨（sternum）相連的肋骨；而第 11 至第 12 條則為浮動肋骨（floating rib），其中一端不會與任何結構連接。

高，結核病受到控制，2018 年更是觸及過去 70 年的感染低位，但不少專家擔心會再次出現爆發。

　　的確，這種疾病現時已經受控，但從研究它們在千人身上留下的痕跡，以及從醫療技術發展所得知，疫症要捲土重來絕對不是難事。同樣地，有很多因素會導致居民及市民成為下一位患者，當地的經濟、農業、社會、生活條件等都是可以與之相關的因素及條件。分析骨頭的痕跡並不是單一方面的了解，而是需要多角度的探索及研究。畢竟，人與環境是相互影響的。在理解一個人的故事的同時，其實也是藉著這個人去窺探當時社會及生活的片段，從而分析另類的存在痕跡。

時代變遷的見證人

猜猜看，你覺得哪一種疾病最危害我們現今的健康？（這不是 IQ 題！）

答案是坐式生活！

隨著人類文明的產生，我們祖先的生活逐漸改變，除了因為飲食文化的改變而導致我們的牙齒結構及顎骨結構相繼出現調整之外，因為農耕社會的出現而導致狩獵生活都開始受到影響。亦因為農耕社會的出現，導致我們變成缺乏多元化飲食的族群，繼而衍生出其他問題。而到今天的我們，生活的變化完全是顛覆了前人的認知！現今我們的生活，以久坐在書桌前為主，多以加工食物為糧食（例如經過打磨的碳水化合物及糖），加上巨大的生活壓力導致荷爾蒙失衡等。這些「現代生活」原來漸漸成為了無形的健康殺手！伴隨而來的是令祖先的族群及我們增加了患上代謝病（metabolic disease）的風險。

為何以前的水手多患壞血病？

　　代謝病，顧名思義是因為身體某種新陳代謝出現問題而導致的疾病，現今一個常見例子就是二型糖尿病（type II diabetes），就是因為身體代謝澱粉的環節出了問題而衍生一連串病理問題。它的病理還沒有完全被了解及參透。而在所有的代謝病當中，有關於骨頭的代謝病就是因為身體缺乏某些礦物質或是維生素而引起的。1948 年，「metabolic bone disease」這個名詞被引進用來描述任何骨頭因為代謝問題而衍生變化的病理。不過，在骸骨上的反映都非常有限度，因此依賴分析者從病理分佈和所在的身體部分去作相應的推論，當中不外乎是骨質增生、骨質回收（bone resorption）或是兩者均是的情況。有些代謝病對於我們來說很遙遠，但其實亦很近！因為只要環境、飲食一轉變，而這些條件對生活的影響都被忽略的話，這些疾病就會捲土重來，其中一個，就是壞血病（scurvy）。

　　壞血病，又稱為水手病，是一種因為缺乏維生素 C 所致的疾病，曾經廣泛出現在長期於海上工作的人當中，不論水手還是海盜都無可倖免，據稱在 17 到 19 世紀中就有超過 100 萬海軍因為此病而死亡。當時醫學界相信壞血病是一種匿藏在船艙內的細菌及病毒所引起的。在 1535 年的冬天，法國探險家船隊擱淺在結冰

的聖羅倫斯河，當時很多船員都有壞血病的問題，110 人中有 25 名離世。有當地人看到這個狀況，就著團隊以樹皮及白松針煮湯，而船員喝過後就幾乎立刻痊癒。因為湯中的白松針蘊藏著豐富的維生素 C，因此找到了治療方式。由於當時鮮果及蔬菜都沒有辦法保存太久，因而在航海旅程中沒有辦法帶上太多，加上人體不能自行製造或是儲存維生素 C，長期的海上生活造成維生素 C 缺乏的情況。

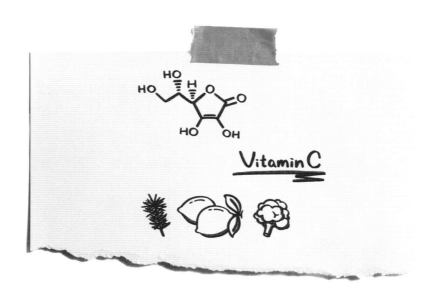

可惜的是，回到歐洲後這個治療方法被當時的醫學權威拒絕研究。一直到 18 世紀的英國海軍醫生發現青檸、檸檬可以預防壞血病，才向皇家海軍要求供應給船員，而 48 年後有匈牙利化學家發現抗壞血酸（即維生素 C），才正式令壞血病受控制。

　　從考古學的角度來看，壞血病通常是在環境條件比較沒有優勢，例如饑荒，又或是比較富有的群體中最常見，後者是因為多食肉少吃蔬果，反而導致營養不均。維生素 C 主要負責與人體內的骨膠原（collagen）結合，因此患有壞血病就等於與骨膠原結合時出現問題而引致的後果，而且會令到骨質出現問題及增加骨質回收的現象。臨床研究顯示，患有壞血病的症狀包括牙齦發炎及出血、皮下出血、琺瑯質變得薄弱、關節痛楚及腫脹等。不根治的話可以出現心臟問題，最後引致死亡。

壞血病的骨頭特徵

從 1997 年到 2001 年間，有學者研究有關於骸骨上壞血病的特徵，發現在骸骨上經常會看到異常的孔洞（abnormal porosity）在骨頭的皮質（即最外層）上，但不一定有新的骨質增生。學者亦推論，這些新增的骨質其實是血管對於慢性出血（chronic bleeding）的反應。這些出血反應的起因依然未明，不過確實與壞血病有直接關係。由於這種慢性出血經常發生在血管接近皮膚表面的身體部位，又或者是經常有肌肉壓力的位置，血管會透過增生血管來反應，而這些新增血管一般都接近甚至在骨的表面，最後形成了這些不正常的小孔分佈在骨質上。

透過這些不尋常的小孔去診斷壞血病，並不是沒有可能，只是要小心確認小孔的分佈位置及要注意患有相類似症狀病理的可能性。這些小孔一般都會在頭顱的蝶骨翼（the greater wing of sphenoid）、眼眶的頂部（又名為 cribra orbitalia）及兩側、上顎的後側、上顎的牙槽（alveolar process of maxilla）或顴骨內側表面發現，研究指出如果發現小孔分佈在這些部分，骸骨患有壞血病的機率就很高。由於枕骨及下顎這兩塊骨的密度最高，如果連它們都有這些小孔，骸骨患有壞血病的機率更會大大提高。除此之外，更有研究顯示壞血病的骨頭病理尤其會出現在生長期

中的孩童或青少年身上，特別是長骨的骨幹或生長板。另外，骨頭亦會出現一些微細的骨折但會自己癒合的痕跡，而正在生長的骨頭末端會出現凹進去的情況，形成猶如「cupping」的狀態。

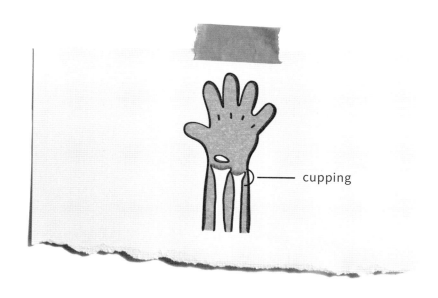

cupping

　　這些症狀以 X 光或電腦掃描來檢查更為準確及明顯。當然，成年人也有可以展示壞血病病理的骨頭特徵，例如眼窩骨膜下出血與眼窩骨膜下骨質增生的情況都與上文提及的小孔相關。

推斷壞血病的出現經常會與貧血（anemia）搞亂，當然亦有可能骸骨的主人同時患有以上兩種情況。同樣，貧血會造成皮質骨變薄及破壞，因為骨髓增大，繼而造成了多孔性的特徵。在眼眶頂部的小孔很難與壞血病的出血反應所衍生的小孔分辨清楚。另外，這種眼眶上的變化及骨頭上的「cupping」更能在佝僂病（rickets）上找到，同樣很難分辨小孔的成因。所以若單以小孔去推斷病理的源起，實在是不理想及不準確的方法。

缺乏維生素 D 引起的佝僂病

除了壞血病之外，維生素 D 缺乏症（vitamin D deficiency）——俗稱佝僂病（juvenile rickets），於成人病患上亦稱作軟骨病（osteomalacia）——也是在骸骨上留下痕跡的一種代謝病。維生素 D 必須靠外界幫助來製作，從食物攝取的量是不足夠的，最好是在太陽下直接吸收，透過紫外線 B（UVB）來製作。維生素 D 對於骨頭的健康及鈣質平衡擔當著重要角色，所以如果缺乏維生素 D，體內鈣質含量也要特別留意。在骨頭生長及修復時，維生素 D 更掌控類骨質（osteoid）的礦物質化（mineralization），因此對於強化骨頭及維持骨頭的完整性十分重要，一旦缺乏維生素 D，骨頭就會出現變形，甚至誘發骨折。因為維生素 D 的吸收及

製造依賴環境中的紫外線 B 吸收及從食物中攝取，所以受自然環境及文化因素所影響，包括皮膚色素、地理位置、年齡、藥物等，這也是維生素 D 缺乏症的源起。

維生素 D 缺乏症不會直接威脅性命，但會因為缺乏維生素 D 而有系統性地出現疾病。最常發病的是年齡介乎 3 個月到 2 歲的嬰兒，而甚少出現在 4 歲或以上，以及小於 3 個月大的嬰兒身上。由於疾病的影響幅度頗大，受影響的部分通常都非常容易看得出來，常看到變異的都是在嬰兒時期生長及發育的部分，包括頭骨、肋骨及長骨之間以軟骨作連接的部位。患者的手腳關節腫脹變形，腳呈弓形（但不能單靠這個來斷定啊），胸骨與肋骨接合處比較凸出。兒童患者的骨頭因沒有足夠的鈣而比較軟，因而不受力，造成腿部彎曲呈弓形。除了四肢、肋骨、頭骨受影響之外，連盆骨的生產道及整體形狀都會受維生素 D 所影響，甚至造成變形，即使之後的營養或是維生素 D 攝取量有所改善，患者都有可能餘生都受這疾病對骨頭造成的變化所影響。

成人版的維生素 D 缺乏症稱為軟骨病，患者全身都會受到影響，尤其是骨質的部分。簡單來說，軟骨病患者的骨頭以還沒能鈣化的類骨質來作為骨頭的緩衝區，因而導致骨質密度偏低（osteopenia），並出現骨質疏鬆（osteoporosis）的情況，並

誘發骨頭出現病理性骨折。軟骨症患者受影響的部分與佝僂病的相若，但反而頭部則甚少有病理變化。

代謝病是工作的代價？

　　代謝病的患者即使在骸骨上看到病理反應的呈現，仍未能完全單靠以上提及的痕跡去斷症，因為有可能是不同的病理卻有著一樣的變化，甚至變化下隱藏著的成因才是真正的問題所在。2015 年，一副由英國杜倫大學（Durham University）研究的青少年骸骨，年紀介乎 12 到 14 歲，性別不詳（由於青少年剛踏入青春期，其反映在骨頭的性徵還不是很明確，因此未能判斷），被推斷患有壞血病及佝僂病、磷毒性顎骨壞死及懷疑患有肺結核。佝僂病的病徵非常明顯：由於長時間在工廠工作，沒有機會曬太陽，因而未能製造足夠的維生素 D 協助骨頭生長，大腿骨形狀呈弓形。另外，頭骨及腿骨上的骨頭厚度異常的薄，人類學家推斷這為另外一個與新陳代謝有關的疾病——缺乏足夠維生素 C 的壞血病。再加上肋骨部分的異常，令學者們懷疑有肺結核的可能。

　　當然，代謝病的種類不止這些，亦不限於這些分析及特徵。

光是這些看起來似懂非懂的分析，已經足以令人無力感滿滿，但同時亦因為這些病理分析，令我們能夠參透及了解人類過去的飲食習慣，以及與環境、社會的交集。透過這青少年的骸骨，我們能夠檢視在工業革命起飛初期，人們為了謀生、為了多賺外快所經歷及承受的一切，更理解到這些好像對我們今天來說遙不可及的病症。另一方面，我們更理解到當時的社會狀況，社區為了加速城市化而令居民負上沉重代價。透過骸骨，我們好像把兩個世代的事件及社會問題連接了起來，亦說明了我們今天必須為我們的後代繼續奮鬥，爭取平等待遇，重點是要令他們知道每一個人都值得被尊重，都享有相同的權利。

石頭人

　　試想像或是模擬一下：將現在拿著書本的手（可以單手或雙手）鎖定在現在的高度，同時鎖定頸及頭的位置（即如果把手上的書本拿走，你的手、頭及頸都依然維持在同一位置），你能維持多久？

　　如果恰巧你的背部好癢要伸手去抓，或是冷氣很大、燈太亮令你想去關掉，你發現你的手、頸部及頭都不能動，你會覺得很無助嗎？你會覺得悲傷嗎？

　　看到這裡，你的手、頭跟頸部都可以恢復移動了。但是，世界上有些人是永遠都卡在這種如被上鎖的生活裡，他們就是患有「石頭人症」的患者。

一個人有兩副骸骨

　　位於美國費城的馬特博物館（Mütter Museum）是一家醫學博物館，展出多種不同類型的解剖及病理學標本，其中一個最令人慨嘆的必定是 Harry Eastlack 的骸骨。因為在他的骸骨標本上面，參觀者都必定能看到兩副骸骨：一副是他出生時擁有的（即我們都有的身體支架），而另一副則是因 FOP（fibrodysplasia ossificans progressiva）而衍生的。

　　Harry 患有俗稱為「石頭人症」（stone man disease）的 FOP，患病率只有數百萬分之一，因此被稱之為罕見病的一種。因為這個病症的關係，當病患身體上的纖維組織（如肌肉、韌帶等）受傷時，身體不會啟動治癒機制（即傷口並不會如正常人般自然癒合結痂），而是會將受傷組織骨化（ossification）。FOP 是基因病變的後果，並不是受任何種族背景、性別等條件影響而病發。患者最初發病的是頸部、肩膀，之後由四肢蔓延至全身。現時患者在小時候便能診斷出病症，他們出生時有著奇怪的腳趾公，有點像年輕人或小孩的腳趾公外翻（juvenile bunion）。除此之外，皮下組織會慢慢出現類似腫瘤的症狀，醫生們通常都憑此而斷症。Harry 最初發病的症狀就是如此，只有畸形的腳趾公，後來發現新的「骨頭」出現在皮膚下才斷定是患有 FOP，而平常的 FOP 患者大約只有 40 歲壽命。

可惜的是，生於 1933 年的 Harry 以當時醫學界對於這個疾病的了解，一切也是未知之數。因此，Harry 在被診斷有新增的「骨頭」後，醫生為他進行了數次手術以移除新增的骨質，可是這反而令到他的病情迅速惡化。在 Harry 15 歲時，他的上下顎已經因為新增骨質的關係完全融合（fused），他再也不能吃固體食物。最後在 39 歲離世——就在他即將度過 40 歲生日前 6 天，而官方死因為肺炎。換句話說，任何類型的創傷只會令到患者更為辛苦，情況惡化得更快。

在 Harry 離世之前，他跟姊姊表示想在離世後捐贈自己的骸骨作為與 FOP 有關的醫學研究。在 1970 年代，FOP 還不是一種被認知或是深入研究的疾病，因為 Harry 的慷慨，令很多醫生、教授甚至學生都能親眼看到這罕見疾病的真實面貌；他的無私奉獻，亦令美國費城成為研究 FOP 的重地。直到現在，Harry 的姊姊仍不時去博物館探望 Harry，跟「他」交流生活上的大小事。Harry 姊姊的舉動令費城大學的醫學骨科教授 Frederick Kaplan 深深感受到這副獨特的骸骨並不只是一個標本，教授表示曾有患者對他說即使這個病未必能在其有生之年被根治，但至少知道有人正在為這件事而努力。

「石頭人」源自基因突變

　　1984 年，Kaplan 首次遇見 Carol Orzel，她是另一位 FOP
患者。Kaplan 之後開始深入研究有關 FOP 的發病原因。因為
這一連串的漣漪效應，在 2006 年 Kaplan 及團隊發現了這個病
與人體內的「ACVR1」基因突變有關。基因 ACVR1 是身體內
主要用來控制肌肉及骨頭發育的一組基因，這組基因會按照大腦
接收到的指令來控制傷口或骨頭癒合，但在這個病症影響之下，
ACVR1「失控」，把所有創傷都以增生骨頭組織來處理。由於是
基因病變或突變，因此可以發生在沒有相關家族病歷的人身上。
即使現階段還沒有完全找到任何治癒 FOP 的方法，但在不同的研
究及 Kaplan 的努力下，研究團隊終於找到了相關基因，與尋找
治療方式的距離縮短了一點點。

　　即使 FOP 令到 Carol 的手部關節基本上不能再活動，她的
飲食都需要人協助，她依然沒有放棄生命。自發病以來，她都會
利用一些簡單裝置協助維持日常生活，每日如常為自己化妝，更
會繪畫大大小小的畫作及賀卡。閒暇時她樂於上網，並因而結識
到一名男朋友。每年她都會於醫學院為未來的醫生講述作為殘疾
人士的處境及心情，又以過來人的身份協助 FOP 患者及其家人。
1995 年，她從一個研討會上獲得靈感決定將自己的遺體捐出，並

只列明一個捐贈條件：陳列骸骨時必須將她的首飾與骸骨一同擺放。

Carol 的骸骨在 2019 年初加入了馬特博物館，她與 Harry 的骸骨現在並肩展出。

由於 Carol 在生時飽受關節炎及骨質疏鬆影響，加上 FOP 的關係，令到拼湊骸骨的工作難上加難，整副骸骨一共只重 5 磅，相等於正常的兩根大腿骨的重量。博物館的法醫人類學家幾經辛苦，最後成功了！現在按照 Carol 的意願將她 4 呎 7 吋高的骸骨連同首飾一併展出。Carol 的一生，就如 Kaplan 所言，她有兩副骸骨，一副是她出生時就有的，而另一副就是因為 FOP 而衍生的，它們對醫學都相當重要，亦因為她的慷慨，令她的故事及她的一生流傳千古。

受傷後的骨化現象

醫學界到今天依然未有治癒 FOP 的有效方法，如果 FOP 患者跌傷或接受任何入侵性治療，受傷部分會出現骨化現象，加重病情。不要以為只要不出街、不上學、不上班就不會出現任

何創傷，其實在我們日常生活中的不同動作，簡單如打呵欠、伸懶腰或是打噴嚏，都不經意地於肌肉或筋腱上造成輕微創傷（microtrauma）。我們對於這些創傷本不會有太大痛楚或損傷，受傷的肌肉及筋腱會自行修補治癒，惟此機制不適用於 FOP 患者。骨化限制了 FOP 患者的活動能力，且同樣會限制口部活動，久而久之會影響其說話能力，甚至令他們無法進食，患者最後多會營養不良、呼吸困難，因為胸腔肋骨周邊組織出現骨頭化，會影響呼吸時胸腔膨脹的幅度。

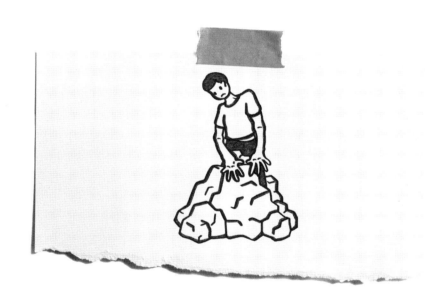

英國學者Paul Wordsworth稱FOP是一個非常殘忍的疾病，活動能力被病症逐漸褫奪，身軀成為真正的軀殼，令患者被迫與社會和日常生活隔絕，縱使他們的腦袋是完全清醒、可以運作的，卻已沒法實踐腦海中所想的事。很多罕見疾病患者的經歷或許對旁人來說都是隱形的，大多覺得「事不關己，己不勞心」，而設立「世界罕病日」的目的正是為了令世界上不同的人關心及認識罕見的病症，以及體諒病患所經歷的種種，並為他們的家人送上相關支持。他們或許就在我們的身邊獨自承受著一切，大家不妨為他們送上多一份關懷。於香港亦有同樣患上「石頭人症」的病患者，在人煙稠密、「咩都講求效率」的城市，他們每日簡單的活動如乘坐交通工具都是在挑戰身體。

罕見病患者的無奈

從 FOP 了解到人類生命中的痕跡，卻不一定能夠向我們娓娓道來當中的經歷及故事。有時候，有些痕跡少不免是未能解答，或是單靠痕跡不能令我們知道故事背後的全部。石頭人的經歷就是這一類。

它，的確在人體身上留下多個印記，這些印記的來源可能就是因為一個簡單動作而衍生。它的出現令我們能夠知道平常理所

當然的動作原來可以對身體造成這樣的負擔，另一邊廂更令我們知道這些理所當然的事也不是理所當然。更重要的是，「石頭人症」患者猶如我們社會的一面鏡。患者的經歷及如何在這個社會生存及自處的方式，可以令我們反思到底平常市民如何看待大家呢？如何關懷身邊的人？會否大部分人都覺得「石頭人症」患者「好人好者」為甚麼不能自行伸手取貨架上的物件？為甚麼他們不會自己關冷氣呢？為甚麼他們永遠低著頭不看人呢？這些問題的答案向我們道出了到底社會如何看待有需要人士的面貌。更甚，能夠重新審視何謂「有需要」人士。一名 FOP 患者或者可以看上去與他人無異，但他們必須穿上厚衣物保護自己及遮蓋已經化成骨頭的部分，但衣物下的軀體經歷之多及當中的痛又有誰明白呢？是不是其實看上去不像、不符合大眾所想的病患模樣，就算不上「有需要人士」呢？

從一些媒體訪問中，看到不少「石頭人症」的病患都很珍惜當下，強調抓住當下感受。透過這病理痕跡，的確見識到人類的渺小及脆弱，於醫學、人體面前我們依然有著很多未知，很多未能解答的問題及病症。但是，不代表以後或是將來就沒有機會。看看 Harry 及 Carol 的例子，兩位的慷慨奉獻令醫學界最終知道了成因；而他們在生時都沒有因為這個病而給自己的人生扣上枷鎖，他們都十分珍惜及享受每個當下。或許，「普通」的我們只

有一副骨頭，就是與生俱來的那一副，就是你我都在靠它支撐著的那一副；但「罕見」的病患者身上所記錄的印記和故事，是由他們自身的選擇所創造及「設計」的，記錄著每一個非凡、不平凡的人生。

Bone Resume 20 | 往後的痕跡

不一樣　都一樣

不一樣　也一樣　有分合有聚散

誰比誰美滿　由誰來衡量

不用誰原諒　就讓感動萬世留芳

《不一樣又怎樣》• 蔡依林

人類的演化又何止過去 400 萬年左右的時間呢！

從遠古海洋裡的粒子開始，到魚類的進化，再到哺乳類以至恐龍，甚至人類的出現，身邊每一個變化其實都在影響我們，為我們的現在留下印記到未來。每一種生物的演化都是不完美的，不過甚麼是完美呢？誰又可以定義完美呢？在演化歷史及過程當中，所謂的完美就是可以令物種及其往後的族群適應以後的生活，繼而將這些基因傳給後代。

配合環境的人類演化史

從人類祖先離開非洲大陸開始，我們就按著周邊環境給我們的挑戰而作出相應的變化，以生存下去為目的。人類靠著與基因不相關的調整（non-genetic adjustment）及與基因相關的適應（genetic adaptation）來維持自身的穩定（homeostasis），雙管齊下才能於不同的天氣、氣候等多樣環境因素下生存至今，所以從高聳山脈到赤道地域都可以找到人類的蹤跡。同時，人類對於植物、香料等甚有研究，這些都是對抗當地氣候甚至疾病的生存方式。同樣地，居住地區的環境亦會對身體逐步帶來一些變化（這種變化於我理解為基因及結構長久下來的心聲：「唉～唔好煩啦，次次都逐次改、逐次變，索性一次過每個人都改定晒佢啦！」）。不論是因為居住在高山處而有更強壯的心臟及容量更大的肺，還是因為居住在太陽底下而導致膚色有深淺的不同，這些多樣性是人類適應環境的最好證明。同時，也是人類文明有趣的其中一個部分。

由此可見，生物的繁殖絕不完美，它不是以完美為前提，而是以最能帶到事主走到繁殖的一步才算成功。演化的過程就是以配合環境為先，因此在繁殖過程中，基因也有可能複製錯誤以協助生物生存在指定環境，最後演變成所謂的基因複製錯誤。人類

演化的速度雖然比以前更加急速，可是距離已經完成演化尚有一大段路呢！

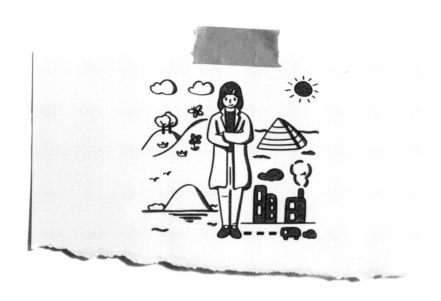

狩獵策略 vs 網上搜尋

時至今日，雖然我們的生活習慣及模式早已與本書其他文章提及的古人類相差很遠，但事實上我們的行為依然受以前的演化觸覺所影響。人類是以視覺為首的捕獵者，美國伊利諾大學（University of Illinois）的研究員 Jessie Chin 及其團隊探究了我們到網上尋找資訊的觸覺，他們認為現今進行資料搜集的策略其實與昔日狩獵者的狩獵計謀如出一轍。在尋找資訊的時候，

我們都是以關鍵詞為目標，當覺得眼前的網頁合適後，就會進入網站快速尋找與關鍵字相關的段落並將整頁掃描一次。特拉基梅多斯社區學院（Truckee Meadows Community College）的講師 Namie 稱這種尋找資訊的方式與以前人類祖先搜尋資源的手段一模一樣。

隨著人類文明發展，大自然不再完全是我們演化進程的主導力量，如文化、科技等的人造環境演化成嶄新的物競天擇元素，這些人造因素與以前的自然因素更是截然不同。換句話說，即使我們不太適應這個現代世界，我們依然要適應（如果要繼續繁殖後代的話）。而這個變化滲透進我們的飲食習慣，或是疾病在城市人口稠密、衛生環境較差、公共衛生條件及意識薄弱的地方傳開，為我們造成了不自然（unnatural）的物競天擇條件。直至現在為止，新的不自然物競天擇條件衍生了新的選擇壓力[1]，當中包括死亡率的減幅，而遞減死亡率這種選擇壓力在人類身上是鮮有的，畢竟淘汰弱者、壽命較短才比較接近大眾對「壓力」的想像。曾經在同一時期，一共有超過 9 種人類生活在一起，但現在只剩

---

1. 選擇壓力（selective pressure），亦可稱為進化壓力，可以理解為一種生物在進化過程中被外界施予的壓力，繼而影響和改變進化的方向。

下我們。將來有沒有可能又有新的人類演化出來呢？其中一個方法就是要減低族群與族群之間的流動，從而分隔他們並形成不同的競爭壓力及條件，各自再進行演化。畢竟，要演化就必須先有一個特質（trait），而該特質需要傳承到後代的同時，更需要出現多樣性並且有機會促進物種繁殖。

身高的演化

身高是一個值得研究及探討的例子。動物的體形按著演化的步驟而作出改變。早期古人類的身高較矮，如之前提及的南猿及巧人只有大概 4 呎到 5 呎左右，直立人開始便愈長愈高，而現今的人類新世代亦有著明顯的身高增長趨勢。這年頭經常聽到很多長輩甚至是再老一輩說，因為現在的營養比較好，生活條件也優渥一些，所以亞洲年輕人的身高自然愈來愈高，不再像以前一樣啦！身邊很多朋友都有同感，並且覺得韓國人的身高變化最大。自經濟起飛的年代開始，生活條件的變化其實為身高比率形成了一個間接的選擇壓力。我們可以從眾多歷史建築物中印證這一點，不難發現以往建築物的門框相對較低，這大概可反映當時人們的普遍身高較矮。人類的身高在過去幾個世紀經歷了巨大的變化，Namie 指出在過去 150 年的統計中，已發展國家中的人民平均身

高增長了 10 厘米，而當中的部分原因與長輩們所說的營養改善有關。

遺傳是影響高度的一個重要因素，研究指出族群中接近 8 成的高度差異是因為遺傳及基因，更有研究指出男性的身高與能夠繁殖下一代有著相互影響的正面關係。蒙大拿州立大學（Montana State University）的 Tessa Andrews 及其團隊解釋是因為在擇偶時，女性傾向於選擇比較高的男性。阿拉巴馬大學（University of Alabama）的 Rosanna Guadagno 團隊研究配對網站上的擇偶條件，發現身高是最常不誠實呈上的一項資訊。Namie 更指出有其他研究表示高度在西方國家與收入有關係，繼而影響到可否繁殖下一代的機率。當然，以高度來否定個人能力是絕對不合適，奈何在演化的選擇面前，高度的確影響擇偶及繁殖機率。

有些科學家稱物競天擇隨著文明的到來而接近尾聲。因為種植技術的改善，導致淘汰人口的饑荒等逐漸消失。肥料、計劃生育、懂得種植高生產量的農作物都是有效終止饑荒的良方。戰爭及相關暴力行為，相對以前的日子來說也愈來愈少。會殺害人類的動物如獅子等都已經絕種或瀕臨絕種。疾病如殺害了超過數百萬人的黑死病，以及白喉、天花等會殺人於無形的病毒都已經因為抗生素、乾淨食水及疫苗的出現而令其威力減弱。即使如此，

物競天擇依然存在，演化論亦然。即使大自然的因素消失了，還有其他因素會影響我們，我們依然需要找伴侶，甚至影響了我們如何教導下一代。

壽命不斷延長

當生命的期限愈來愈長，就代表著有更多時間去達到可以繁殖的階段，同時亦代表著不停演變著的基因突變，並且有癌症或退化等問題出現。這些都會令身體作出機能性的調整以適應突如其來的變化。在文明出現以前，與其他靈長目相比，狩獵採集者死亡率較低，亦比較長壽，他們以矛、弓箭等作為武器保護自己及狩獵，同時亦懂得分享食物以維持大家的營養吸收，防止饑荒發生。這些做法都有效將壽命拉長至約 70 歲左右。雖然如此，兒童的死亡率依然很高。考古及過往的研究顯示，有超過百分之五十的兒童會在 15 歲離世。而在饑荒及鼠疫流行的 19 世紀，兒童死亡率高企之餘，平均壽命更降至 30 年。隨著醫學進步，衛生條件有所改善，人們愈來愈注重公共衛生，兒童死亡率在已發展國家降到不足百分之一。雖然這是因為環境條件的改善而造成的美好結果，不過同時代表著人類壽命有著劃時代的改變。隨著現在的人有可能活到 100 歲，對於基因能夠協助我們將平均壽命延

長至 100 年的想法，實在是現今的演化考慮之一。

如果以過去人類祖先及古人類的經歷來看，人類的韌性也頗強，而人類的歷史及演化會繼續運行下去——只要環境沒有被改變到超過了我們行為、生理、身體負荷等界限。然而，關於人的演化，確實我們一直（只能）往以前去窺探，總覺得最困難、最艱辛的挑戰都已經過去。但是，我們忽略了眼前的科技和文化已經進入一個嶄新的時代，兩者都在高速改變當中，特別是自新冠疫情以來，我們的生活都在改變。而悄悄地，我們的基因也在改變。所以，未來的痕跡就由我們自己去創造，以過去為借鏡，為未來做鋪墊。

智人的獨特性

回歸最開初的主題及章節，我們討論到作為現代智人，我們背負著祖先及古人類傳承下來的特質，同時我們一直都以涉獵高智慧層面——美術、數學、音樂、語言等作為人的定義之一。但是，每個人對於這些造詣的認知程度都不同，是否我們不及他人造詣高就比較不是人？或是，單單因為這些自以為獨特的地方就覺得其他族群或人類比我們弱，甚至能力更低？如果記得在本書最初

曾提及，後期的智人（即我們）只是眾多人類當中的其中一種，而又真的有幸生存到現在。演化史的教訓正正令我們知道生物是不可能以既定方式去劃定類別的。每一類、每一物種都慢慢的從一個狀態演變到另一狀態，而每類當中的個體都是與別不同的。就是因為這種獨特性令到世界及生態多元，更因而能夠令我們從多個角度去分析及探討「人」這個大議題。人，與其他動物一樣，有著共同的祖先，但同時亦因為演化論及物競天擇的原則而不一樣。以人與人之間來比較，我們都是同一種生物，但其實亦因為不同基因組合（不論是人類自己內在比較還是與其他生物比較，甚至與遠古人類比較亦然）而很不一樣。所以若是以「剔格仔」般去判斷生物，其實就是忽視了生物的獨特性，畢竟每走一步都是一頁新的歷史、新的紀錄。人的基因多樣性或者不及其他生物，但我們的行為、文化就是彰顯獨特性的地方，而我們每做一件事都是為自己的獨特性添加一筆、一劃。

要成為人的方法很多，要為人下定性的方式也多不勝數。每個人，都要按著自己的方式去判斷及決定到底怎麼樣才算是人，或許這種不能為人性下結論的方式就是人的特質吧！

Epilogue

重啟人生

寫著這篇結語的時候，是剛剛看完日劇《重啟人生》結局的一個週三晚上。

《重啟人生》可以說是驚喜滿滿的一套劇！劇中有很多細節佈滿整個畫面並滲透在每句對白當中，滿足我的推理癮之餘，更重要的是它讓我有無窮無盡的思考空間。

《重啟人生》的三名主角志趣相投，從學生時代一起追看電視劇而成為無話不談的好友。在一次生日聚會後，她們約定了年紀老邁時要一起入住安老院，可是女主角之一的近藤麻美卻在當晚分道揚鑣後，不幸地被汽車撞倒，結束了短暫的 33 年人生。死後的麻美來到了陰間櫃枱報到，接待人員先是拿出表格給她填寫姓名、出生年月日等資料，找到了麻美的資料夾後，向她講述只要通過不遠處的一扇門，她就會投胎轉世成為南美食蟻獸，並附

上食蟻獸的圖片供她參考。對於要投胎成為食蟻獸，麻美震撼到無語，繼而詢問為何不是投胎成為人類。接待人員解釋可能是因為此生的陰德累積得不夠，現有的陰德只能成為南美食蟻獸。麻美固然不能接受變成食蟻獸的事實，於是詢問有沒有其他選項。接待人員隨即說，麻美可以選擇重新經歷麻美的人生，由嬰兒時期再次開始，如果努力累積陰德的話，或許可以重新投胎成人。

於是，麻美帶著原有的記憶，從嬰兒呱呱墜地那一刻重啟人生。為了不嚇到其他人，她默默的保持原有年齡該有的樣子，同時善用記憶及經驗累積陰德，然而到了 30 歲卻又遭逢意外身故。原以為已經符合成為人的資格，卻被安排投胎成印度太平洋的某種鯖魚。如是者，麻美決定再次重啟人生。麻美的人生不斷修正，不斷搶救家人、朋友的幸福，避免犯錯，卻一次又一次來到陰間報到，繼鯖魚後的選項是北海道紫海膽。麻美想在下一輪投胎為人的念頭愈來愈強烈，行動也愈來愈積極，愈來愈以目標為本，愈來愈小心翼翼，卻一次又一次到陰間報到。看著麻美這樣費盡心機成為人，不禁在想，成為人真的那麼重要？有比較好嗎？

在我們人生中，的確會出現一些令自己不禁自問可否從頭來過、重新開始的時刻。對於某些令人後悔或懊惱的時刻，就會問自己當初如果怎麼做或不怎麼做，現在的自己又會是怎樣。如果

可以從頭開始，又會有勇氣做另一種選擇嗎？然後當一切真的歸零的時候，你又會有踏出第一步的勇氣嗎？

麻美因為意外，重啟自己的人生，求學、親情、友情、愛情等抉擇都可以再次選擇：可以選擇一樣的，也可以選擇新鮮的。結果，也因而有所改變。生命其實就是不斷的成長、不斷的變化。整個過程就如要開闢一條新的路，每一步都靠自己去設計、自己去碰壁、自己去實踐。人生的可能性及多變是它多姿多彩的原因，因此人生從來都不是靜態的。

在人生的旅程中，我們的經歷、碰撞都在腦海裡，甚至身體上留下不同的痕跡，更有些人一出生就會有特別的痕跡或病理等，這些痕跡正正代表著有限人生歲月裡的一些面向，亦因為這些痕跡成就了最後獨一無二的人生。還記得我在自序提及的日本金繼藝術嗎？因為出現了無法修補的裂痕而衍生的唯美藝術，沒有裂痕就不會有金繼的出現。金繼的出現，修補了瓷器，令瓷器等破裂物件得到重啟生命的機會。

其實，裂痕、傷痕和創傷都不應是左右我們生命綻放的原因。《被討厭的勇氣》是一本對我來說很有心靈價值的書，當中講到

創傷並不是自己不能前進的理由，不肯接受、面對及處理才是真正的致命原因，這些牽絆繼而影響了生命的可塑性。不過，即便生命流動性之強及可塑性之高，都有一個終點：死亡。不過，也不是因為有著相同的終點，每個人的經歷都必須要相同；也不是要按照小時候寫的那篇〈我的志願〉，以後就一定要成為那樣的人，不能轉變。骸骨上不同的痕跡，或你我身體上的痕跡都不一樣，甚至完全跟本書內文提及的完全不同。無論如何，這些就如我們在生命中努力奮鬥的 battle scars。這些戰績背後藏著的故事成為了你我生命的獨特情節，成為了我們努力生活、綻放生命的痕跡。

　　在《重啟人生》的中後段，麻美因為科研成果而累積了足夠的陰德，在意外後抵達陰間時終於得到自己數百年（畢竟都已經重啟了多次啊）以來的期許──可以投胎再次成為人了。然而，她忍痛放下了這個選擇，反而決定重啟多一次，亦是最後一次自己的人生。這次，「她」自己並不是做這個決定的原因，而是比自己能否投胎成人更為珍貴的東西──拯救與她一同長大的好友們的生命！對於麻美來說，沒有比這更珍貴了。因此，她在之後一輪的人生以此為生活的動力，同時可能因為知道這真的是最後一次，便讓自己盡情享受每一刻，她找到生命的意義了！是否有

投胎輪迴、善惡輪迴一事，我們或許永遠都不得而知，但可以透過知道這個死亡終點的出現而讓自己的生命綻放，加以善用。

　　人生在世，在此有限的歲月裡，你有沒有為自己建立了一個奮鬥痕跡的紀錄呢？又或有沒有找到綻放生命的火花呢？最重要是，有沒有找到你生命的原動力，找到你生命中最熱衷、捉得最緊的東西呢？如果還沒有，不妨藉著此機會，好好檢視一下自己的人生，拋開過去，打破藩籬，以此契機成為金繼中的金粉，修補好自己，重新出發，重啟你的人生吧！

Acknowledgement

鳴謝

　　這本書，一直到 2022 年年末才正式開始動筆，因為在等一個時刻！一個所謂的「click」！終於，因為自己的興趣而出現了。這個回魂令我衝破了我在醞釀內容時的瓶頸，因為我實在不想只寫一本充滿痕跡的書，我想要的是多一兩個層次的感受及體會！

　　這書與《屍謎》一樣，是一本需要趕到裙拉褲甩的製成品！經歷了 2023 年 4 月至 5 月的瘋人生活，努力趕及在假期時完成稿件。在編寫過程中，我一直很懷疑自己的寫作方向，甚至這個所謂的突破樽頸位只是對於我個人來說的突破而已，但編輯跟我說：「我特別鍾意你將一啲生活風俗，或文化上的傳統和形式融入文章之中，以此去睇返生死呢個話題，帶有一點社會文化意義和哲學性，都算係你嘅寫作風格啊！」這番話對於我來說是二十萬分感動的，是令我重拾寫作力量的燃料！因此，必須要感謝我在花千樹出版社的編輯李小媚小姐，辛苦她看到眼花都要幫我趕起書稿，支持著我完成此書（其實即係不停催稿）。

另外，書中的插畫也是很重要的！這些可愛又帶點漫畫風的插畫，是出自插畫師馬高。他的作品見於ブルームード｜藍心情（Instagram：bluemood_hk）。辛苦他漏夜趕起插畫！

話說回來，這本書的靈感源自之前在《信報》專欄的一系列文章，而系列的名字就是「骨頭履歷表」，因此這本書的誕生必須要萬分感謝這個系列的靈感泉源——GY。他在我因為需要交稿而收到我的每週一問後，為我送上不同的建議，我將內容整理後便成為了大家在報章上讀到的作品。

最後，感謝從《屍骨的餘音》系列一直支持著我的讀者們！你們絕對是我的強大後盾。如果正在讀這書的你身在海外，希望可以透過這本書為你們提供一點力量、一點溫暖。就如我在自序及結語所說，我希望這是一本有溫度，可以令你對自己經歷的事情有不同看法的書，嘗試欣賞生命中的每一個不完美是多麼的有意思。

這本書之所以能夠出版也是因為你們！謝謝你們！

願，《屍謎》系列（即《屍謎》和《骨痕》）不會就此完結，往後繼續以筆會友，以文字相聚。

參考資料及延伸閱讀

以下是寫此書時參考過的所有資料。由於大部分都是由我編寫時從英文翻譯成中文，內容以參考資料的原文為準，如有任何錯漏，均屬我於翻譯上的錯誤。

Bone Resume 1：自古以來的 DNA 痕跡

DeSilva, J. (2022, November 1). Fossils Upend Conventional Wisdom about Evolution of Human Bipedalism. *Scientific American*. Retrieved from https://www.scientificamerican.com/article/fossils-upend-conventional-wisdom-about-evolution-of-human-bipedalism/

Longrich, N. R. (2021, October 7). Would we still see ourselves as "human" if other hominin species hadn't gone extinct? *The Conversation*. Retrieved from https://theconversation.com/would-we-still-see-ourselves-as-human-if-other-hominin-species-hadnt-gone-extinct-166759

Longrich, N. R. (2022, March 1). Future evolution: from looks to brains and personality, how will humans change in the next 10,000 years? *The Conversation*. Retrieved from https://theconversation.com/future-evolution-from-looks-to-brains-and-personality-how-will-humans-change-in-the-next-10-000-years-176997

Namie, J. (2019). Contemporary Topics: Human Biology and Health. In *Explorations: An Open Invitation to Biological Anthropology* (pp. 580–621). American Anthropological Association.

寒波。2017 年 10 月 24 日。《滅亡萬年的尼安德塔人，他們的 DNA 仍影響著現代人？》。《PanSci 泛科學》。取自 https://pansci.asia/archives/128073。

寒波。2017 年 10 月 24 日。《我們都有尼安德塔人的血統，但你知道你有多尼安德塔嗎？》。《PanSci 泛科學》。取自 https://pansci.asia/archives/128092。

科學狗。2022 年 10 月 3 日。《演化基因學家 Svante Pääbo 奪 2022 諾貝爾醫學獎　表揚發現對人類演化貢獻 - 科學狗》。《科學狗》。取自 https://science-99.com/%e6%bc%94%e5%8c%96%e5%9f%ba%e5%9b%a0%e5%ad%b8%e5%ae%b6-svante-paabo-%e5%a5%aa-2022-%e8%ab%be%e8%b2%9d%e7%88%be%e9%86%ab%e5%ad%b8%e7%8d%8e%e3%80%80%e8%a1%a8%e6%8f%9a%e7%99%bc%e7%8f%be%e5%b0%8d%e4%ba%ba/。

Bone Resume 2：一步一腳印

Davis, N., & correspondent, N. D. S. (2022, December 14). Bipedalism in humans may have come from foraging in treetops, research suggests. *The Guardian*. Retrieved from https://www.theguardian.com/science/2022/dec/14/bipedalism-foraging-research

DeSilva, J. (2022, November 1). Fossils Upend Conventional Wisdom about Evolution of Human Bipedalism. *Scientific American*. Retrieved from https://www.scientificamerican.com/article/fossils-upend-conventional-wisdom-about-evolution-of-human-bipedalism/

Longrich, N. R. (2021, October 7). Would we still see ourselves as "human" if other hominin species hadn't gone extinct? *The Conversation*. Retrieved from https://theconversation.com/would-we-still-see-ourselves-as-human-if-other-hominin-species-hadnt-gone-extinct-166759

Longrich, N. R. (2022, March 1). Future evolution: from looks to brains and personality, how will humans change in the next 10,000 years? *The Conversation*. Retrieved from https://theconversation.com/future-evolution-from-looks-to-brains-and-personality-how-will-humans-change-in-the-next-10-000-years-176997

Pievani, T. (2022, November 17). Bipedalism and Other Tales of Evolutionary Oddities. *The MIT Press Reader*. Retrieved from https://thereader.mitpress.mit.edu/bipedalism-and-other-evolutionary-oddities/

寒波。2017 年 10 月 24 日。《滅亡萬年的尼安德塔人，他們的 DNA 仍影響著現代人？》。《PanSci 泛科學》。取自 https://pansci.asia/archives/128073。

Bone Resume 3：人類的痕跡器官

Longrich, N. R. (2022, March 1). Future evolution: from looks to brains and personality, how will humans change in the next 10,000 years? *The Conversation*. Retrieved from https://theconversation.com/future-evolution-from-looks-to-brains-and-personality-how-will-humans-change-in-the-next-10-000-years-176997

Okano, E., Yoshioka, T., Yanai, T., Kohyama, S., Kanamori, A., Yamazaki, M., & Tanaka, T. (2016). Fabella Syndrome as an Uncommon Cause of Posterolateral Knee Pain after Total Knee Arthroplasty: A Case Report and Review of the Literature. *Case Reports in Orthopedics*, *2016*, 1–5. https://doi.org/10.1155/2016/4328462

Petsko, E. (2018, August 28). 10 Smart Facts About Wisdom Teeth. *Mental Floss*. Retrieved from https://www.mentalfloss.com/article/554979/facts-about-wisdom-teeth

Pievani, T. (2022, November 17). Bipedalism and Other Tales of Evolutionary Oddities. *The MIT Press Reader*. Retrieved from https://thereader.mitpress.mit.edu/bipedalism-and-other-evolutionary-oddities/

Bone Resume 4：你有壓力，我都有壓力

Santos, A. L., Alves-Cardoso, F., Assis, S., Villotte, S. (2019). The Coimbra Workshop in Musculoskeletal Stress Markers (MSM): an annotated review. *Antropologia portuguesa*, *2011*, 28, pp.135 - 161. Retrieved from https://hal.science/hal-02266467

Gibson, R. (2015). Effects of long term corseting on the female skeleton: a preliminary morphological examination. *Nexus: The Canadian Student Journal of Anthropology*, *23*(2): 45-60.

Glasoe, W. M., Nuckley, D. J. & Ludewig, P. M. (2010). Hallux valgus and the first metatarsal arch segment: a theoretical biomechanical perspective. *Physical Therapy Journal*, *90*(1): 110-120.

Hong Kong College of Orthopaedic Surgeons. (n.d.). *Hallux Valgus / Hong Kong College of Orthopaedic Surgeons*. Retrieved June 30, 2023, from http://www.orthoinfo-hkcos.org/?route=injuries-detail&c=7&i=27&t=134&lang=1

Macintosh, A.A., Pinhasi R., Stock, JT. (2017). Prehistoric women's manual labor exceeded that of athletes through the first 5500 years of farming in Central Europe. *Sci. Adv.* https://doi.org/10.17863/CAM.16747

Moore, K.L., Dalley II, A.F.& Agur, A.M.R. (2017). *Clinically Oriented Anatomy*. LWW Press.

Ruff C. et al. (2006). Who's afraid if the big bad Wolff?: "Wolff's Law" and bone functional adaptation. *American Journal of Physical Anthropology*, *129*, 484-498.

Shaw CN, and Stock JT. (2009). Habitual throwing and swimming correspond with upper limb diaphyseal strength and shape in modern human athletes. *American Journal of Physical Anthropology*, *140*(1),160-172.

Ortner, D. J., & Putschar, W. G. J. (1999). *Identification of pathological conditions in human skeletal remains*. Custom Publishing Service, University of Toronto Bookstores.

Waldron, T. (2008). *Paleopathology*. Cambridge: University of Cambridge Press.

Bone Resume 5：媽媽的無聲損傷

American Association of Neurological Surgeons. (2019). *Lumbar Spinal Stenosis – Symptoms, Diagnosis and Treatments*. Retrieved from https://www.aans.org/en/Patients/Neurosurgical-Conditions-and-Treatments/Lumbar-Spinal-Stenosis

Baughman, Robert P., Teirstein, Alvin S., Judson, Marc A., Rossman, Milton D., Yeager, H., Bresnitz, Eddy A., Depalo, L., Hunninghake, G., Iannuzzi, Michael C., Johns, Carol J., Mclennan, G., Moller, David R., Newman, Lee S., Rabin, David L., Rose, C., Rybicki, B., Weinberger, Steven E., Terrin, Michael L., Knatterud, Genell L., & Cherniak, R. (2001). Clinical Characteristics of Patients in a Case Control Study of Sarcoidosis. *American Journal of Respiratory and Critical Care Medicine*, *164*(10), 1885–1889. https://doi.org/10.1164/ajrccm.164.10.2104046

John Hopkins Medicine. (2020). *Lumbar Spinal Stenosis*. Retrieved from https://www.hopkinsmedicine.org/health/conditions-and-diseases/lumbar-spinal-stenosis

Ortner, D. J., & Putschar, W. G. J. (1999). *Identification of pathological conditions in human skeletal remains*. Custom Publishing Service, University of Toronto Bookstores.

Sydney Pelvic Clinic. (n.d.). *Pubic Symphysis Diastasis*. Retrieved July 1, 2023, from https://www.sydneypelvicclinic.com.au/womens-health/birth-related-injuries-trauma/pubic-symphysis-diastasis/

Stolarczyk, A., Stepiński, P., Sasinowski, L., Czarnocki, T., Debiński, M., & Maciag, B. (2021). Peripartum Pubic Symphysis Diastasis—Practical Guidelines. Journal of Clinical Medicine, 10(11), 2443. https://doi.org/10.3390/jcm10112443

Waldron, T. (2008). Paleopathology. Cambridge: University of Cambridge Press.

衛生署家庭健康服務。《家庭健康服務》。取自 https://www.fhs.gov.hk/tc_chi/mulit_med/000094.html。

Bone Resume 6：斜扁頭是甚麼東東？

Giuffra, V., Sbrana, F., Caramella, D., D Giustini, Tixier, B., & Fornaciari, G. (2011). Syndromic Craniosynostosis in a Modern-Age Skeleton From Siena, Italy. *The Journal of Craniofacial Study*. https://doi.org/10.1097/scs.0b013e31822e62a3

Gump, W. C., Mutchnick, I. S., & Moriarty, T. M. (2013). Complications associated with molding helmet therapy for positional plagiocephaly: a review. *Neurosurgical Focus*, *35*(4), E3. https://doi.org/10.3171/2013.5.focus13224

John Hopkins Medicine. (n.d.). *Helmet Therapy for Your Baby*. Retrieved from https://www.hopkinsmedicine.org/health/treatment-tests-and-therapies/helmet-therapy-for-your-baby

MD, J. B. (n.d.). Does My Infant Need a Helmet? Understanding Positional Plagiocephaly. *Intermountain Healthcare*. Retrieved from https://intermountainhealthcare.org/blogs/topics/pediatrics/2018/04/what-is-positional-plagiocephaly/

NHS. (2017, October 19). *Craniosynostosis*. Retrieved from https://www.nhs.uk/conditions/craniosynostosis/

NHS Choices. (2020). *Plagiocephaly and brachycephaly (flat head syndrome)*. Retrieved from https://www.nhs.uk/conditions/plagiocephaly-brachycephaly/

Zhang, P. (2021, November 26). Why parents put helmets on babies – all about flat head syndrome. *South China Morning Post*. Retrieved from https://www.scmp.com/lifestyle/health-wellness/article/3157320/flat-head-syndrome-facts-about-condition-behind-helmet

Bone Resume 7：軀體留下的兒時記憶

Beom, J., Woo, E. J., Lee, I. S., Kim, M. J., Kim, Y.-S., Oh, C. S., Lee, S.-S., Lim, S. B., & Shin, D. H. (2014). Harris lines observed in human skeletons of Joseon Dynasty, Korea. *Anatomy & Cell Biology*, *47*(1), 66. https://doi.org/10.5115/acb.2014.47.1.66

Kennedy, J. W., Irwin, G. J., & Huntley, J. S. (2014). Growth arrest lines and intra-epiphyseal silhouettes: a case series. *BMC Research Notes*, *7*(1), 27. https://doi.org/10.1186/1756-0500-7-27

Kulus, M.J., Dabrowski, P. (2019). How to calculate the age at formation of Harris lines? A step-by-step review of current methods and a proposal for modifications to Byers' formulas. *Archaeol Anthropol Sci*, *11*, 1169–1185. https://doi.org/10.1007/s12520-018-00773-5

Papageorgopoulou C., Suter S. K., Rühli F. J., Siegmund F. (2011). Harris lines revisited: prevalence, comorbidities, and possible etiologies. *Am J Hum Biol*, *23*(3), 381–91. https://doi.org/10.1002/ajhb.21155

White, T. D. (2001). *Human Osteology (2nd ed.)*. San Diego: Academic Press.

Bone Resume 8：學生哥

Wise, C., Gao, X., Shoemaker, S., Gordon, D., & Herring, J. (2008). Understanding Genetic Factors in Idiopathic Scoliosis, a Complex Disease of Childhood. *Current Genomics*, *9*(1), 51–59. https://doi.org/10.2174/138920208783884874

Johnson, J. (2017, July 25). Rounded shoulders: Causes, risk factors, diagnosis, and exercises. *Medical News Today*. Retrieved from https://www.medicalnewstoday.com/articles/318556#Causes-and-risk-factors-for-rounded-shoulders

Nell。2018 年 10 月 26 日。《一直被說駝背 原來是圓肩在搞怪》。世界健身俱樂部。取自。https://blog.worldgymtaiwan.com/disease-prevention-five-exercises-to-fix-rounded-shoulders

吳健華醫生。《青少年特發性脊柱側彎常見問題解答 ｜ 兒童 ｜ 醫生文章 ｜ 亞洲專科醫生》。取自 https://asiamedicalspecialists.hk/tc/health-info/74/%E9%9D%92%E5%B0%91%E5%B9%B4%E7%89%B9%E7%99%BC%E6%80%A7%E8%84%8A%E6%9F%B1%E5%81%B4%E5%BD%8E%E5%B8%B8%E8%A6%8B%E5%95%8F%E9%A1%8C%E8%A7%A3%E7%AD%94。

White, T. D. (2001). *Human Osteology (2nd ed.)*. San Diego: Academic Press.

Bone Resume 9：後生仔世界——年輕一代的骸骨挑戰

David, D. et al. (2021). Text neck syndrome in children and adolescents. *International Journal of Environmental Research and Public Health*, *18*(4), p. 1565. https://doi.org/10.3390/ijerph18041565

Py Szeto, G. et al. (2014). Issues about home computer workstations and Primary School Children in Hong Kong: A pilot study. *Work, 48*(4), pp. 485–493. https://doi.org/10.3233/wor-131810

Shahar, D. & Sayers, M.G.L. (2018). Prominent exostosis projecting from the occipital squama more substantial and prevalent in young adult than older age groups. *Scientific Reports*, *8*(3354). https://doi.org/10.1038/s41598-018-21625-1

Shahar, D. & Sayers, M.G.L. (2016). A morphological adaptation? The prevalence of enlarged external occipital protuberance in young adults. *Journal of Anatomy*, *229*(2). https://doi.org/10.1111/joa.12466

Stanley-Becker, I. (2019). 'Horns' are growing on young people's skulls. Phone use is to blame, research suggests. *The Washington Post*. Retrieved June 25, 2023 from https://www.washingtonpost.com/nation/2019/06/20/horns-are-growing-young-peoples-skulls-phone-use-is-blame-research-suggests/?utm_term=.4fbbb4c820d2

The Text Neck Institute. Retrieved from https://www.text-neck.com/

Bone Resume 10：專業運動員的辛酸 I——灌籃高手傷痕累累的一雙腿

ACL Recovery Club. (n.d.). Retrieved from http://ACLRecoveryClub.com/

Anloague, P. (2023, April 21). Keeping NBA players on the court is no small "feet". *The Conversation*. Retrieved from https://theconversation.com/keeping-nba-players-on-the-court-is-no-small-feet-203538

Charles, O. (2014, July 20). Real reason basketball players have Messed-Up feet. *The Standard*. Retrieved from https://www.standardmedia.co.ke/sports/sports/article/2001282860/real-reason-basketball-players-have-messed-up-feet

Francisco, A. C., Nightingale, R. W., Guilak, F., Glisson, R. R., & Garrett, W. E. (2000). Comparison of Soccer Shin Guards in Preventing Tibia Fracture. *The American Journal of Sports Medicine*, *28*(2), 227–233. https://doi.org/10.1177/03635465000280021401

Gainor, B. J., Piotrowski, G., Puhl, J. J., & Allen, W. C. (1978). The kick: biomechanics and collision injury. *The American Journal of Sports Medicine*, *6*(4), 185–193. https://doi.org/10.1177/036354657800600407

The Washington Post. (2019, January 18). When the going gets tough on NBA players' feet, more of them are getting pedicures. *Oregonlive*. Retrieved from https://www.oregonlive.com/life-and-culture/g66l-2019/01/38c40b520e2794/when-the-going-gets-tough-on-nba-players-feet-more-of-them-are-getting-pedicures.html

Tatar, Y., Ramazanoglu, N., Camliguney, A. F., Karadag-Saygi, E. & Cotuk, H. B. (2014). The effectiveness of shin guards used by football players. *Journal of Sports Science and Medicine*, *13*(1), 120–127.

Bone Resume 11：專業運動員的辛酸 II——「無定向喪心病狂間歇性全身機能失調症」

Benson, B. W., Hamilton, G. M., Meeuwisse, W. H., McCrory, P., & Dvorak, J. (2009). Is protective equipment useful in preventing concussion? A systematic review of the literature. *British Journal of Sports Medicine*, *43*(Suppl 1), i56–i67. https://doi.org/10.1136/bjsm.2009.058271

Benson, B. W., McIntosh, A. S., Maddocks, D., Herring, S. A., Raftery, M., & Dvořák, J. (2013). What are the most effective risk-reduction strategies in sport concussion? *British Journal of Sports Medicine*, *47*(5), 321–326. https://doi.org/10.1136/bjsports-2013-092216

Collins, C. L., Fletcher, E. N., Fields, S. K., Kluchurosky, L., Rohrkemper, M. K., Comstock, R. D., & Cantu, R. C. (2014). Neck Strength: A Protective Factor Reducing Risk for Concussion in High School Sports. *The Journal of Primary Prevention*, *35*(5), 309–319. https://doi.org/10.1007/s10935-014-0355-2

Mez J, Daneshvar D. H., Abdolmohammadi B., Chua A. S., Alosco M. L., Kiernan P. T., et al. (2019). Duration of American football play and chronic traumatic encephalopathy. *Annals of Neurology*, *87*(1), 116-131. https://doi.org/10.1002/ana.25611

Omalu, B. I., DeKosky, S. T., Minster, R. L., Kamboh, M. I., Hamilton, R. L., & Wecht, C. H. (2005). Chronic Traumatic Encephalopathy in a National Football League Player. *Neurosurgery*, *57*(1), 128–134. https://doi.org/10.1227/01.neu.0000163407.92769.ed

Omalu, B., Small, G. W., Bailes, J., Ercoli, L. M., Merrill, D. A., Wong, K.-P., Huang, S.-C., Satyamurthy, N., Hammers, J. L., Lee, J., Fitzsimmons, R. P., & Barrio, J. R. (2017). Postmortem Autopsy-Confirmation of Antemortem [F-18]FDDNP-PET Scans in a Football Player With Chronic Traumatic Encephalopathy. *Neurosurgery*, *82*(2), 237–246. https://doi.org/10.1093/neuros/nyx536

Wood, J. L., & Degeneffe, C. E. (2019). Football and Chronic Traumatic Encephalopathy. *New Directions for Community Colleges, 2019*(185), 21–30. https://doi.org/10.1002/cc.20335

公相君。2021 年 1 月 28 日。《UFC 拳手 Spencer Fisher 創傷性腦病變惹關注 退役後未能正常生活》。《香港01》。取自 https://www.hk01.com/article/580697?utm_source=01articlecopy&utm_medium=referral。

Bone Resume 12：跑手的挑戰

Samitivej Hospital. (n.d.). *Flat Feet — A Problem for Runners*. Retrieved June 30, 2023, from https://www.samitivejhospitals.com/article/detail/flat-feet

Galbraith, R. M., & Lavallee, M. E. (2009). Medial tibial stress syndrome: conservative treatment options. *Current Reviews in Musculoskeletal Medicine, 2*(3), 127–133. https://doi.org/10.1007/s12178-009-9055-6

Hong Kong College of Orthopaedic Surgeons. (n.d.). *Flexible Flat Feet | Hong Kong College of Orthopaedic Surgeons*. Retrieved June 30, 2023, from http://www.orthoinfo-hkcos.org/?route=injuries-detail&c=8&i=31&t=115&lang=1

KK Women's and Children's Hospital. (n.d.). *Flat Foot*. Retrieved July 1, 2023, from https://www.kkh.com.sg/patient-care/conditions-treatments/flat-feet

McClure, C. J., & Oh, R. (2019, April 4). *Medial Tibial Stress Syndrome*. Nih.gov; StatPearls Publishing. Retrieved from https://www.ncbi.nlm.nih.gov/books/NBK538479/

Neal, B. S., Griffiths, I. B., Dowling, G. J., Murley, G. S., Munteanu, S. E., Franettovich Smith, M. M., Collins, N. J., & Barton, C. J. (2014). Foot posture as a risk factor for lower limb overuse injury: a systematic review and meta-analysis. *Journal of Foot and Ankle Research, 7*(1). https://doi.org/10.1186/s13047-014-0055-4

Reuters. (2020, January 31). World Athletics Puts the Brakes on Nike's Record-Breaking Shoes. *The Business of Fashion*. https://www.businessoffashion.com/articles/technology/world-athletics-puts-the-brakes-on-nikes-record-breaking-shoes/

svgdigital. (2022, May 18). Can Flat Feet Affect My Jogging? *Palmetto State Podiatry*. Retrieved from https://www.palmettostatepodiatry.com/can-flat-feet-affect-my-jogging/

Bone Resume 13：聖誕奇遇記

Kyere, K. A. et al. (2012). Schmorl's nodes. *Eur Spine J*, *21*(11), 2115–2121. https://doi.org/10.1007/s00586-012-2325-9

Gaillard, F., Amini B. et al. (n.d.). Schmorl nodes. *Radiopaedia*. Retrieved from https://radiopaedia.org/articles/schmorl-nodes-1

Ortner, D. J., & Putschar, W. G. J. (1999). *Identification of pathological conditions in human skeletal remains*. Custom Publishing Service, University of Toronto Bookstores.

Waldron, T. (2008). *Paleopathology*. Cambridge: University of Cambridge Press.

蔡鎬鴻、陳啟昌、陳文賢、吳振豪、洪豪駿、李覃。《薛門氏節點在核磁共振影像上疑似脊椎體骨頭轉移性病變》。《臨床醫學》，頁 319—322。

曾愛倫、劉昌熾。《症狀性 Schmorl's Nodes 引發腰椎病變造成嚴重下背痛 - 兩病例報告》。《輔仁醫學期刊》，16 卷 4 期，頁 164—175。

Bone Resume 14：手停口停的辛酸一族

Canadian Centre for Occupational Health and Safety. (2016). *Working in a standing position - basic information*. Retrieved from https://www.ccohs.ca/oshanswers/ergonomics/standing/standing_basic.html

Johns Hopkins Medicine. (2019). *Carpal Tunnel Syndrome*. Retrieved from https://www.hopkinsmedicine.org/health/conditions-and-diseases/carpal-tunnel-syndrome

European Agency for Safety and Health at Work. (2020, May 4). *Musculoskeletal disorders and prolonged static*. Retrieved from https://oshwiki.osha.europa.eu/en/themes/musculoskeletal-disorders-and-prolonged-static-standing

Centers for Disease Control and Prevention. (2022, March 22). *Worker Health Information from the National Health Interview Survey*. Retrieved from https://www.cdc.gov/niosh/topics/nhis/data2015.html

Orthoinfo. (2009). *Carpal Tunnel Syndrome - Symptoms and Treatment*. Retrieved from https://orthoinfo.aaos.org/en/diseases--conditions/carpal-tunnel-syndrome/

Ortner, D. J., & Putschar, W. G. J. (1999). *Identification of pathological conditions in human skeletal remains*. Custom Publishing Service, University of Toronto Bookstores.

Waldron, T. (2008). *Paleopathology*. Cambridge: University of Cambridge Press.

Bone Resume 15：WFH 疫情日記

Bell, D. R., Oates, D. C., Clark, M. A., & Padua, D. A. (2013). Two- and 3-Dimensional Knee Valgus Are Reduced After an Exercise Intervention in Young Adults with Demonstrable Valgus During Squatting. *Journal of Athletic Training*, *48*(4), 442–449. https://doi.org/10.4085/1062-6050-48.3.16

McFadden, C., & Oxenham, M. F. (2020). A paleoepidemiological approach to the osteological paradox: Investigating stress, frailty and resilience through cribra orbitalia. *American Journal of Physical Anthropology*, *173*(2), 205–217. https://doi.org/10.1002/ajpa.24091

NHS Choices. (2018, November 19). *Overview - Repetitive strain injury (RSI)*. Retrieved from https://www.nhs.uk/conditions/repetitive-strain-injury-rsi/

Hospital for Special Surgery. (n.d.). *Realignment of Bowleg and Knock Knee Deformities*. Retrieved July 1, 2023, from https://www.hss.edu/limb-lengthening-realignment-knee-deformities.asp

UC Merced. (n.d.). *Repetitive Strain Injuries | Environmental Health & Safety*. Retrieved from https://ehs.ucmerced.edu/general-safety/ergonomics/repetitive-strain-injuries

David。2023 年 6 月 29 日。《瑜伽醫學專家指出：別以為練瑜伽很安全！小心過度訓練會造成臀部傷害》。《運動星球》。取自 https://www.sportsplanetmag.com/article/desc/210006432。

Bone Resume 16：謀生的壓力

G Fitzmaurice, C. (2018). Global, regional, and national cancer incidence, mortality, years of life lost, years lived with disability, and disability-adjusted life-years for 29 cancer groups, 2006 to 2016: A systematic analysis for the Global Burden of Disease study. *Journal of Clinical Oncology*, *36*(15 suppl), 1568–1568. https://doi.org/10.1200/jco.2018.36.15_suppl.1568

Ortner, D. J., & Putschar, W. G. J. (1999). *Identification of pathological conditions in human skeletal remains*. Custom Publishing Service, University of Toronto Bookstores.

鄧修國、曾聖傑、劉哲瑋、鄭正文。《骨質疏鬆脊椎壓迫性骨折造成的疼痛——回顧病因及現行保守治療》。《疼痛醫學雜誌》，27 卷 1 期，頁 29－38。

Bone Resume 17：白色瘟疫的痕跡

Hershkovitz, I., Donoghue, H. D., Minnikin, D. E., Besra, G. S., Lee, O. Y. C, Gernaey, A. M. & Spigelman, M. (2008). Detection and molecular characterization of 9,000-year-old Mycobacterium tuberculosis from a Neolithic settlement in the Eastern Mediterranean. *PloS One*, *3*(10), E3426. https://doi.org/10.1371/journal.pone.0003426

Ortner, D. J., & Putschar, W. G. J. (1999). *Identification of pathological conditions in human skeletal remains*. Custom Publishing Service, University of Toronto Bookstores.

Waldron, T, (2008). *Paleopathology*. Cambridge: Cambridge University Press.

White, T. D. (2001). *Human Osteology* (*2nd ed.*). San Diego: Academic Press.

Bone Resume 18：時代變遷的見證人

Brickley, M., & Ives, R. (2006). Skeletal manifestations of infantile scurvy. *American Journal of Physical Anthropology*, *129*(2), 163–172. https://doi.org/10.1002/ajpa.20265

Ortner, D. J., & Putschar, W. G. J. (1999). *Identification of pathological conditions in human skeletal remains*. Custom Publishing Service, University of Toronto Bookstores.

Snoddy, A. M. E., Buckley, H. R., Elliott, G. E., Standen, V. G., Arriaza, B. T., & Halcrow, S. E. (2018). Macroscopic features of scurvy in human skeletal remains: A literature synthesis and diagnostic guide. *American Journal of Physical Anthropology*, *167*(4), 876–895. https://doi.org/10.1002/ajpa.23699

Waldron, T, (2008). *Paleopathology*. Cambridge: Cambridge University Press.

Villotte, S., Castex, D., Couallier, V., Dutour, O., Knüsel, C. J., & Henry-Gambier, D. (2009). Enthesopathies as occupational stress markers: Evidence from the upper limb. *American Journal of Physical Anthropology*, *142*(2), 224-34. https://doi.org/10.1002/ajpa.21217

Bone Resume 19：石頭人

Lister Hill National Center for Biomedical Communications. (2007, August). *Fibrodysplasia ossificans progressiva (FOP)*. Retrieved from https://medlineplus.gov/genetics/condition/fibrodysplasia-ossificans-progressiva/#inheritance

McCullough, M. (2019, February 28). New Mutter Museum exhibit grants final wish for woman who turned to bone. *The Inquirer*. Retrieved from https://www.philly.com/health/fop-fibrodysplasia-ossificans-progressiva-mutter-museum-exhibit-philadelphia-20190228.html?utm_campaign=Philly.com+Twitter+Account&utm_medium=social&cid=Philly.com+Twitter&utm_source=t.co

Ortner, D. J., & Putschar, W. G. J. (1999). *Identification of pathological conditions in human skeletal remains*. Custom Publishing Service, University of Toronto Bookstores.

Waldron, T, (2008). *Paleopathology*. Cambridge: Cambridge University Press.

李慧筠。2018 年 2 月 5 日。《【看不見的 Disabled．一】未有藥醫的病：等待身體逐時石化》。《香港 01》。取自 https://www.hk01.com/%E7%A4%BE%E5%8D%80%E5%B0%88%E9%A1%8C/156390/%E7%9C%8B%E4%B8%8D%E8%A6%8B%E7%9A%84disabled-%E4%B8%80-%E6%9C%AA%E6%9C%89%E8%97%A5%E9%86%AB%E7%9A%84%E7%97%85-%E7%AD%89%E5%BE%85%E8%BA%AB%E9%AB%94%E9%80%90%E5%90%8B%E7%9F%B3%E5%8C%96

李慧筠。2018 年 2 月 5 日。《【看不見的 Disabled．二】活著不必規劃 石頭人：尊嚴更重要》。《香港 01》。取自 https://www.hk01.com/%E7%A4%BE%E5%8D%80%E5%B0%88%E9%A1%8C/156391/%E7%9C%8B%E4%B8%8D%E8%A6%8B%E7%9A%84disabled-%E4%BA%8C-%E6%B4%BB%E8%91%97%E4%B8%8D%E5%BF%85%E8%A6%8F%E5%8A%83-%E7%9F%B3%E9%A0%AD%E4%BA%BA-%E5%B0%8A%E5%9A%B4%E6%9B%B4%E9%87%8D%E8%A6%81

Bone Resume 20：往後的痕跡

Andrews, T. M., Kalinowski, S. T., & Leonard, M. J. (2011). "Are Humans Evolving?" A Classroom Discussion to Change Student Misconceptions Regarding Natural Selection. *Evolution: Education and Outreach*, *4*(3), 456–466. https://doi.org/10.1007/s12052-011-0343-4

Longrich, N. R. (2021, October 7). Would we still see ourselves as "human" if other hominin species hadn't gone extinct? *The Conversation*. https://theconversation.com/would-we-still-see-ourselves-as-human-if-other-hominin-species-hadnt-gone-extinct-166759

Longrich, N. R. (2022, March 1). Future evolution: from looks to brains and personality, how will humans change in the next 10,000 years? *The Conversation*. Retrieved from https://theconversation.com/future-evolution-from-looks-to-brains-and-personality-how-will-humans-change-in-the-next-10-000-years-176997

Namie, J. (2019). Contemporary Topics: Human Biology and Health. In *Explorations: An Open Invitation to Biological Anthropology* (pp. 580–621). American Anthropological Association.

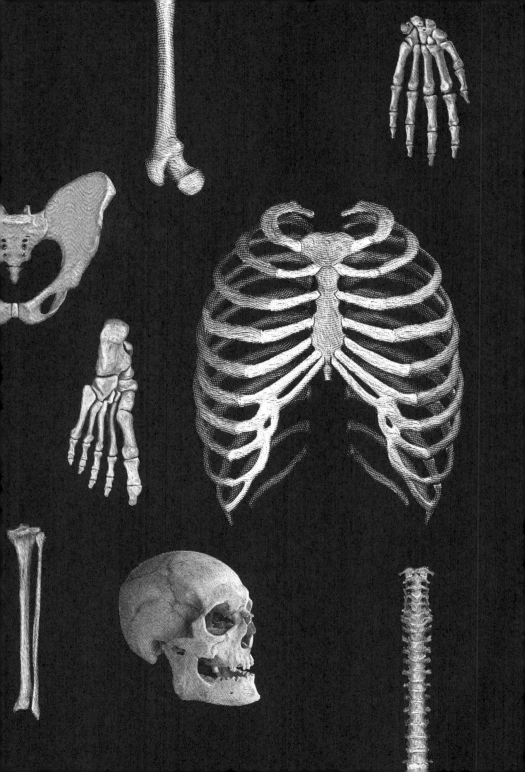

Bone Resume

追尋人類留下的 **20** 個生存印記

骨痕

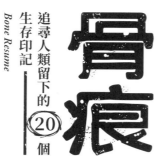

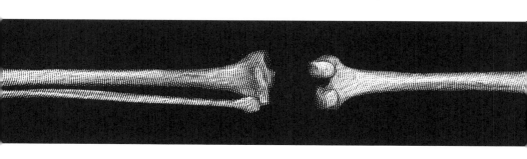

作者　李衍蒨

總編輯　葉海旋

編輯　李小媚

助理編輯　鄧芷晴

書籍設計　joe@purebookdesign

內文插畫　Marco Leung

內文相片　Shutterstock (p.55, 100, 101, 127, 157)

出版　花千樹出版有限公司
地址：九龍深水埗元州街二九〇至二九六號一〇四室
電郵：info@arcadiapress.com.hk
網址：http://www.arcadiapress.com.hk

印刷　美雅印刷製本有限公司

初版　二〇二三年七月

ISBN　978-988-8789-20-7

版權所有　翻印必究